Pain Killer

페인킬러
Pain Killer

제약 회사, 21세기 마약 중독 시대를 열다

배리 마이어 지음 | 장정문 옮김

소우주

죽은 자들에 관한 책

지난 36시간 동안 필라델피아에서는 불과 몇 블럭 내에서 아홉 구의 시신이 발견되었다. 다섯 구는 집 안에서 나왔고, 두 구는 차 안에서, 두 구는 길거리에서 발견됐다. 사망자 중 가장 나이가 많은 사람은 42세였고, 가장 어린 사람은 24세였다.

이들은 각자 이름이 있었지만 이제는 미국 전역을 휩쓸고 있는 치명적인 약물 과다 복용의 물결에 희생된 통계 수치로 남을 것이다. 2016년, 6만 4000명의 미국인이 약물 과다 복용으로 사망했다. 이는 메인주 포틀랜드, 버지니아주 린치버그, 뉴멕시코주 산타페 등의 도시 인구와 맞먹는 숫자로, 마치 이 중 한 곳에 전염병이 퍼져 1년 동안 도시 인구 전체가 사망한 것과 같은 수치다. 최악의 상황으로 보였지만 약물 과다 복용으로 인한 연간 사망자 수는 계속 증가했고, 2021년에 이르러서는 10만 명을 돌파하면서 5년 만에 56%나 급증했다.

일부 지역에서는 시신이 너무 빨리 쌓여 부검의와 검시관이 따라잡을 수 없을 정도였다. 영안실은 꽉 찼고, 시신은 공간이 확보될 때까지 냉장 트레일러에 보관해야 했다. 사망자 중 상당수는 부검을 받지 못했다. 약물 과다 복용 사건의 경우 부검을 실시하는 게 표준 절차다. 그러나 희생자를 부검할 시간이 있었다 하더라도 일부 부검의들은 부검을 중단했다. 한 명의 의사가 1년 동안 시행할 수 있는 부검 횟수에 제한이 있는 데다가, 이를 초과하면 자격을 박탈당할 위험이 있기 때문이었다. 그 결과 약물 과다 복용 희생자의 주변에서 피하 주삿바늘이나 약병이 발견되면 시신은 부검도 받지 못한 채 곧바로 무덤으로 향했다. 이러한 사망자의 대다수는 아편 양귀비에서 추출하거나 실험실에서 합성된 화합물로 만든 합법적 마약성 진통제이자 불법으로 유통되기도 하는 약물인 '오피오이드opioid'와 관련이 있다.

오피오이드 위기는 미국인의 일상생활 깊숙이 자리 잡았다. 병원에서는 중독된 산모의 혈류를 통해 들어오던 마약과 단절된 신생아들이 오피오이드 금단 증상에 몸부림치며 세상으로 나온다. 경찰은 약물 과다 복용자의 생명을 구할 수 있는 약물이 담긴 비강 스프레이를 표준 장비로 휴대한다. 유행병의 영향이 광범위하게 확산하면서 미국 백인 남성의 기대 수명이 20여 년 만에 처음으로 감소하기 시작했다.

관계자들은 적극적인 대응을 촉구했다. 국회의원들은 중독자 치료를 위해 수백억 달러의 예산을 배정하라고 요구했다. 신문, 잡지, 텔레비전 프로그램에서도 지역 사회에서 발생한 혼란에 대한 보도를 쏟아냈다.

갑자기 관심이 폭발하면서 마치 새로운 일이 일어나고 있는 것처럼 보이지만 사실은 그렇지 않다. 최근 특히 강력한 합성 오피오이드인 펜타닐fentanyl의 위조품이 등장해 사망자 수가 급증하긴 했으나, 2021년까지 지난 20년 동안 제약 회사에서 생산하고 의사가 처방한 합법적 약물을 과다 복용해 사망한 미국인은 25만 명에 달한다.

사람들은 오랫동안 처방 진통제와 관련된 사망자 수 증가에 대해 경종을 울려왔다. 하지만 제약 업계가 이를 무시하는 가운데 정치인, 공공 규제 기관, 전문 의료 기관, 보험사 등은 점점 늘어나는 인명 피해를 방치해 왔다. 그 결과는 비극적이지만 예측 가능한 것이기도 했다. 1999년 이후 2021년까지 처방 오피오이드를 포함한 약물 과다 복용으로 인한 사망자 수는 4배 증가했다. 초기 대응으로 막을 수 있었던 재앙이 걷잡을 수 없이 커진 것이다.

자연적이든 인위적이든 모든 재앙에는 시작이 있다. 오피오이드 위기의 경우 그 씨앗은 '옥시콘틴OxyContin'이라는 약물이었다. 1990년대 중반 처음 등장한 옥시콘틴은 인류의 가장 오래된 의학적 과제인 통증을 치료하는 방법을 바꿀 '기적의' 약물로 기대를 모았다. 몇몇 열성적인 활동가들은 의사가 처방 진통제의 중독 가능성을 과장해 수백만 명의 환자가 불필요한 고통을 받고 있다고 주장하며 옥시콘틴 도입의 토대를 마련했다. 의사들은 이러한 약물의 활성 성분을 설명하기 위해 '마약성 진통제narcotic'라는 용어를 사용했다. 그러나 보다 적극적인 통증 치료를 지지하는 사람들은 '마약'이 가진 뒷골목 불법 거래의 이미지와 거리를 두기 위해 '오피오이드'라는 새로운 용어를 만들었다.

이제 옥시콘틴은 제약 업계에서 가장 강력하고 중독성 있는 마약성 진통제를 대표하는 가장 공격적인 마케팅의 중심에 서게 되었다. 생산업체인 퍼듀 파마Purdue Pharma는 의사들에게 옥시콘틴을 처방하도록 설득하기 위해 수백만 달러를 쏟아부었고, 이 약이 통증을 치료하는 더 나은 방법일 뿐만 아니라 더 안전한 방법이라고 주장했다. 미국에서 가장 부유하고 비밀스러운 가문 중 하나인 새클러Sacklers가家가 소유한 퍼듀는 옥시콘틴을 판매해 수십억 달러를 벌어들였다.

2003년 이 책이 처음 출간되었을 당시에는 이 개정증보판에 기록된 중요한 사건 중 상당수가 아직 일어나지 않은 상태였다. 예를 들어, 2007년에 퍼듀와 그 최고 경영진 3명은 옥시콘틴 마케팅에 관한 형사 고발 건에서 유죄를 선고받았다.

사건이 끝났을 때 나는 더 이상 개입하지 않겠다고 생각했다. 또한 기자들이 흔히 그렇듯이, 보도가 마무리되면 사건도 끝난 거라고 착각했다. 하지만 불행히도 그렇지 않았다. 옥시콘틴 사건은 기업의 탐욕, 정치적 부조리로 점철된 혼란과 비극의 시대를 낳았다. 어쩌면 그중 일부는 막을 수 있었을지도 모른다. 법무부가 퍼듀 및 관계자와의 양형 합의에 따라, 회사가 옥시콘틴 남용을 언제 처음 알게 되었는지, 그리고 이 중요한 사실을 파악한 후 어떻게 대처했는지에 대해 조사관이 밝혀낸 내용과 증거를 기밀로 유지하도록 했기 때문이다.

10년 동안 베일에 싸여 있던 퍼듀 파마 내부 이메일과 조사관들이 밝혀낸 기록이 마침내 공개되면서 오피오이드 위기의 진상을 새롭게 조명할 수 있게 되었다. 옥시콘틴은 '기적'의 약물이 아니었다. 이것은 21세기를 통틀어 가장 파괴적인 공중 보건 재앙의 시발점이 된 약물이었다.

CONTENTS

1장

알약 언덕

2000년 1월 어느 늦은 밤, 아트 밴지라는 시골 의사의 침실에 전화벨이 울렸다. 젊은 여성이 진통제를 과다 복용한 후 응급실로 실려 왔다는 내용이었다.

밴지는 조용히 옷을 입고 집을 나섰다. 긴 흙길을 따라, 송어를 키우는 작은 인공 연못에 이어 아이들이 조랑말과 당나귀를 키우는 목장의 울타리가 보였고, 곧이어 아내가 법률 사무실로 사용하는 작은 콘크리트 건물을 지났다. 그는 흙길 끝에서 우회전한 후 2차선 고속도로에 진입해 리 카운티 커뮤니티 병원Lee County Community Hospital이 있는 페닝턴 갭으로 향했다.

아트 밴지는 쉰두 살이었다. 버지니아주 남서부, 켄터키주와 테네시주 사이에 위치한 리 카운티는 눈부신 아름다움과 극심한 가난이 공존하는 곳이다. 컴벌랜드산맥이 카운티의 중심부를 관통하고, 긴 세월 동안 빠르게 흐르는 물살은 가파른 돌산 능선과 골짜기, 그리고 완만한 계곡을 깎아냈다. 땅 위에는 로벌리 소나무, 단엽 소나무, 히코리, 참나무가 솟아 있고, 땅 아래에는 애팔래치아 지역의 부와 아픔의 원천인 석탄 광맥이 펼쳐져 있다. 리 카운티에서 켄터키주 경계 바로 너머에는 1974년 오스카상을 수상한 다큐멘터리 〈할란 카운티 U.S.A.Harlan County

U.S.A.)의 소재가 된 파업을 비롯해 여러 차례 폭력적인 광산 노동자 파업이 벌어진 할란 카운티가 있다.

1974년, 밴더빌트대학교 의대생이었던 아트 밴지는 애팔래치아를 여행하며 무료 건강 검진을 해 주는 의료 봉사단의 일원으로 리 카운티를 처음 방문했다. 2년 후, 그는 병의원이 거의 없는 빈곤 지역에 의사를 파견하는 연방 정부 프로그램 자원봉사자로 이곳에 돌아왔고, 리 카운티의 작은 마을 세인트 찰스에 있는 보건 클리닉을 인수했다.

한때 이곳은 호텔, 은행, 영화관, 레스토랑이 밀집한 번화가였다. 그러나 밴지가 돌아온 1976년 무렵, 석탄 채굴 기계가 광부를 대체하면서 세인트 찰스는 유령 도시로 변해가고 있었다. 하지만 광산업은 여전히 이곳의 일부였다. 광부와 그 가족들은 광산으로 이어진 길을 따라 늘어선 오두막과 타르 종이로 만든 판잣집, 부서진 집이 모여 있는 열악한 광산 단지에 계속 거주했다. 광산 근처에서는 칠판에 분필 조각이 긁히는 것 같은 날카로운 소리가 일정한 간격으로 울려 퍼졌다. 기관차가 석탄을 실을 컨테이너 차량을 호퍼 아래로 천천히 내리는 동안 철제 바퀴가 철로에 부딪히는 소리였다.

밴지는 목사였던 아버지의 영향으로 의료 서비스가 턱없이 부족한 리 카운티에서 선교사처럼 열정적으로 자신의 소명을 다했다. 그는 금연 캠페인을 펼쳤고, 전문가들을 불러 암 검진을 실시했으며, 산전 관리 박람회도 개최했다. 모든 식재료를 튀겨 먹는 이 지역에서 다소 설득력이 떨어지는 건강식 요리 강좌도 열었다. 매년 수천 명이 세인트 찰스 클리닉을 방문해 치료받았고, 아파서 병원에 올 수 없는 사람들을 위해 밴지가 직접 탄광촌으로 차를 몰고 왕진을 가기도 했다. 광산 사고가 발생했을 때는 시신을 수습하는 것밖에 할 수 없는 상황에서도 광산 입구에 서 있었다. 밴지는 말 그대로 온몸을 갈아 넣으며 일했다. 어느 날 밤에는 그의 차가 도로를 막고 있는 모습이 목격되었는데, 그는 운전석에 앉아 빨간불이 바뀌기를 기다리다가 피로에 지쳐 잠들어 있었다.

1월의 그날 밤, 집을 나선 지 15분 만에 밴지는 작지만 현대적인 시설을 갖춘 리 카운티 병원에 도착했다. 환자는 옥시콘틴이라는 마약성 진통제를 과다 복용한 상태였다고 했다. 환자의 방에서 들린 쿵 소리에 방으로 뛰어 들어간 부모는 딸이 바닥에 쓰러져 의식을 잃고 죽음을 눈앞에 둔 모습을 보았다. 마약성 진통제는 호흡 기능을 억제하는데, 이 약물과 관련된 사망 사고의 대부분은 호흡이 멈추기 때문에 발생한다. 의료진은 환자를 소생시키기 위해 응급 호흡 튜브를 목구멍에 삽입하고 인공호흡기에 연결했다.

밴지는 옥시콘틴에 대한 경험이 거의 없었다. 당시는 이 약물이 시장에 출시된 지 얼마 되지 않은 시점이었고, 그는 옥시콘틴이 모르핀과 같은 계열의 서방형 진통제라는 사실만 알고 있었다. 암으로 고통받는 환자나 허리 통증으로 여러 차례 수술을 받았지만 통증이 지속되는 환자에게 몇 번 처방한 적이 있을 뿐이었다.

밴지는 리 카운티의 주민 대부분을 알고 있었다. 하지만 호흡기 마스크가 환자의 얼굴을 가리고 있었기 때문에 그는 차트를 집어 들고 환자의 이름을 확인했다. 21년 전, 3개월 된 아기였을 때 예방 주사를 놓아준 이래 여러 차례 치료한 적이 있는 여성이었다.

그는 크게 숨을 들이마셨다. 최근 몇 달 동안 페닝턴 갭의 약물 남용 상담사와 약사에게서 옥시콘틴이 길거리에서 판매되기 시작했다는 말을 들은 적이 있었지만, 밴지는 그다지 관심을 기울이지 않았다. 그는 항상 보수적으로 약을 처방했기 때문에 모든 의사가 자신만큼 꼼꼼하지 않다는 사실은 생각하지 못했을 것이다. 페닝턴 갭의 다른 성인들과 마찬가지로 밴지 역시 이 지역 청소년들이 이미 알고 있는 사실, 즉 옥시^{oxy}라고 불리기도 하는 옥시콘틴 한 알이 엄청난 쾌감을 가져다준다는 사실을 아직 알지 못했다.

린제이 마이어스는 열여섯 살이던 1999년 봄에 처음 옥시를 복용했다. 그녀는 주변 사람 중 자신이 최연소 옥시 사용자라는 사실에 자부심을 갖고 있었다. 리 카운티 고등학교 2학년이었던 그녀는 이 학교 미식축구팀의 치어리더이자 달리기 선수였다. 얼굴은 동그랗고 예뻤고 갈색 눈동자는 포니테일로 묶은 짙은 금발 머리와 잘 어울렸다. 그녀는 남자아이들의 눈에 띄는 소녀였고, 이 지역에서 가장 부유한 집안 출신이었다. 그녀의 외할아버지는 켄터키와 버지니아에서 탄광을 운영했는데, 린제이의 아버지인 조니도 가업에 합류했다. 리 고등학교의 다른 아이들은 대부분 걸어서 통학하거나 운이 좋으면 물려받은 중고차를 타고 다녔지만, 린제이는 검은색 신형 지프 체로키를 몰았다. 학교 선생님들이 타고 다니는 것보다 훨씬 좋은 차였다.

인구 1800명의 페닝턴 갭이 한눈에 내려다보이는 마이어스 가족의 크고 현대적인 집은 애틀랜타 교외의 상류층 저택처럼 보였다. 린제이는 차로 7시간 거리에 있는 애틀랜타에 살고 싶어 했다. 그녀는 시내에

15

나가 어머니와 함께 쇼핑하거나, 친구들과 록 콘서트 보는 것을 좋아했다. 페닝턴 갭에 사는 대부분의 십 대들처럼 린제이도 무료함을 느꼈다. 할 것도, 볼 것도, 살 것도 별로 없었다. 철로를 지나 두 블록 더 가면 나오는 작은 시내에는 상점 몇 개가 다였고, 의류 매장인 깁슨스에는 10대들은 절대 사지 않을 드레스가 진열되어 있었다.

페닝턴 갭에서 일어나는 대부분의 활동은 2차선 도로가 마을로 연결되는 동쪽 끝에서 이루어졌다. 교차로 근처에는 패스트푸드점이 밀집해 있었는데, 학교 아이들은 맥도날드에서 주로 어울렸지만 린제이는 20대 초중반의 약간 나이가 많은 사람들이 모이는 하디스를 찾았다. 그들은 멋진 파티를 열고 마약을 했고, 마약을 어디서 구하는지도 알고 있었다.

그녀는 페닝턴 갭 외곽에서 처음 옥시를 접했다. 린제이는 친구가 작은 파란색 알약을 입에 넣고 몇 분 동안 물고 있다가 뱉은 다음 티셔츠에 닦는 것을 지켜보았다. 친구는 구겨진 1달러 지폐 위에 알약을 놓고, 지폐를 접어 작은 봉투에 담은 후 봉투를 입에 넣고 세게 깨물었다. 그러고는 으깬 가루를 플라스틱 컴팩트 디스크 홀더에 쏟았다. 린제이는 그중 일부를 코로 흡입했다.

첫 번째 시도에서는 쾌감을 느끼지 못했지만 친구들은 계속 옥시콘틴을 극찬했고, 페닝턴 갭에서 차로 30분 거리에 있는 켄터키주 할란에 옥시콘틴을 취급하는 사람이 있다는 이야기도 해주었다. 어느 날, 린제이는 친구와 함께 자신의 지프를 타고 출발해 어두운 집 앞에 차를 세웠다. 린제이는 친구에게 150달러를 건네고는 그녀가 알약 네 개를 들고 돌아올 때까지 기다렸다. 집으로 돌아오는 길에 그들은 도로변에 차를 세우고 알약을 부순 다음 코로 흡입했다.

처음에는 메스꺼운 느낌이 들었지만 금방 사라지더니 근육이 이완되면서 온몸에 온기가 퍼졌다. 모든 스트레스와 근심이 사라졌다. 처음 느끼는 기분이었다. 페닝턴 갭으로 돌아온 두 소녀는 한동안 도심 대로변을 돌아다녔다. 갑자기 졸리기 시작했다. 집에 도착했을 때 린제이는 눈을 뜨기도 힘든 상태였고, 이내 달콤한 잠에 빠져들었다.

처방 진통제의 오락적 사용은 미국의 다른 여러 지역에서도 새로운 일이 아니었다. 수십 년 동안 일부 환자와 약물 남용자들은 퍼코셋Percocet, 퍼코단Percodan, 타이록스Tylox라는 이름으로 판매되는 진통제를 오용해 왔다. 이러한 약물의 활성 성분은 옥시코돈oxycodone이라는 마약성 진통제이며, 각 알약에는 대개 5밀리그램의 옥시코돈과 500밀리그램의 아스피린 또는 아세트아미노펜과 같은 일반의약품 진통제가 혼합되어 있었다.

하지만 옥시콘틴은 완전히 달랐다. 이 약은 순수한 옥시코돈이었고, 가장 적은 용량에도 이전 제품보다 두 배나 많은 10밀리그램의 마약성 진통제 성분이 함유되어 있었다. 또한 20, 40, 80 및 160밀리그램 등 훨씬 더 많은 용량으로도 출시되었다. 마약성 진통제의 강도로만 놓고 보면 옥시콘틴은 핵무기나 다름없었다.

이 약물은 퍼듀 파마라는 잘 알려지지 않은 회사에서 만들어져 1996년에 처음 시판되었다. 퍼듀는 옥시콘틴을 생산하기 위해 다량의 옥시코돈을 알약에 넣을 수 있는 특허받은 서방형 공법을 사용했는데, 이렇게 하면 정제의 마약성 진통제 성분이 서서히 방출되어 일부는 한 시간 내에, 나머지는 11시간에 걸쳐 환자의 혈류에 도달했다.

옥시콘틴은 서방형 설계('contin'은 'continuous[지속적]'의 줄임말이다) 덕분에 퍼코셋이나 타이록스와 같은 기존 진통제보다 우위를 점할 수 있었다. 환자들은 기존 진통제의 효과를 더 빨리 느꼈지만, 진통 효과가 4시간 동안만 유지되기 때문에 한밤중에 깨어나 다시 약을 먹어야 하는 경우도 있었다. 퍼듀 파마는 약물 남용자에게는 옥시콘틴이 기존 진통제보다 덜 매력적일 것이라고 주장했다. 일반적으로 약물을 남용하는 사람들이 약물에 이끌리는 정도는 약물의 강도와 효과가 느껴지는 속도에 좌우된다. 따라서 서방형 설계의 옥시콘틴이 약물 남용자에게 빠르게 쾌감을 주지 않으며, 남용 가능성 또한 낮을 않을 것이라는 이론은 나름 합리적이었다. 하지만 사람들이(린제이 마이어스와 같은 초보 남용자조차) 약간의 물이나 침으로 옥시콘틴 정제를 부드럽게 만들어 부수면 엄청난 양의 마약성 진통제를 한꺼번에 흡입할 수 있다는 사실을 알아내는 데는 그리 오랜 시간이 걸리지 않았다.

얼마 지나지 않아 린제이는 하루에 한두 알씩 옥시콘틴을 투여했다. 처방약의 제조, 유통, 조제를 단속하는 연방 기관인 마약단속국^{Drug Enforcement Administration,DEA}은 옥시콘틴을 가장 엄격하게 규제하는 약물 범주인 2급 마약에 포함시켰다(모르핀, 딜라우디드, 펜타닐과 같은 강력하고 중독성 있는 진통제들이 2급 마약에 해당된다). 연방법에 따라 이러한 약물은 제조업체에서 유통업체를 거쳐 의사 또는 약사에게 전달되는 과정까지 전량을 추적하고 기록해야 한다. 린제이는 페닝턴 갭 근처의 작고 낡은 집에 사는 '쇼티'라는 여성에게서 대부분의 약을 구입했다. 쇼티가 어디서 마약을 구하는지는 아무도 몰랐지만, 합법적인 경로를 통한 것은 아니었다.

1999년 여름, 린제이는 친구들과 어울리며 약에 취했다. 그녀는 친구들을 차에 태우고 페닝턴 갭을 벗어난 다음, 좁은 시골길을 달려 '알약 언덕'으로 알려진 스캑스 힐로 향했다. 린제이와 친구들은 도로 한쪽에 차를 세우고 옥시를 부순 다음 흡입했다. 시간이 지날수록 린제이와 친구들은 더 많은 사람과 어울렸다. 어느 날, 린제이는 마약 사용자들이 가득 탄 차들이 스캑스 힐 로드를 따라 400미터 정도의 간격으로 줄지어 서 있는 걸 보았다.

린제이가 마약의 어두운 면을 처음 접한 건 독립기념일 주말, 테네시에 있는 호숫가 여름 별장에서 열린 연례 가족 모임에서였다. 옥시코돈을 가져가지 않은 린제이는 첫날 밤부터 다리가 아프기 시작했다. 침대에 누워서도 다리가 떨리는 것을 멈출 수 없었다.

"엄마, 다리가 너무 아파요!" 린제이가 외쳤다. "좀 주물러 줘."

제인은 딸의 다리를 마사지하며 겨우 달래 잠들게 했다. 하지만 다음 날 밤 통증은 더 심해졌다.

페닝턴 갭으로 돌아온 린제이는 쇼티에게 옥시를 받은 후에야 통증이 해소되었다. 다음 날 아침, 린제이는 기분이 좋아졌지만 약간 겁이 났다. 이렇게 쉽게 약에 중독될 거라고는 생각하지 못했기 때문이다. 린제이는 쇼티에게 자신이 중독된 것 같다고 말했다.

제인 마이어스는 쇼티에 대해 아무것도 몰랐다. 하지만 1999년 가을이 되자 그녀는 딸에 대해 걱정하기 시작했다. 린제이는 아침에 일어나기 힘들어했다. 학교생활에 대한 흥미도 떨어졌고 육상팀도 그만뒀다. 제인의 여동생은 린제이가 마약을 하는 것으로 알려진 선배와 어울리는 것을 본 적이 있다며, 린제이가 방학 동안 가족의 회사에서 일하는 게 어떨지 제안했다. 제인에게 딸이 마약을 한다는 건 상상할 수 없는 일이었다. 그녀는 10대인 딸이 사춘기를 겪고 있을 뿐이고, 문제가 생기면 자신에게 이야기할 거라고 생각했다. 딸의 사생활에 일일이 간섭하고 싶지 않았고, 게다가 린제이는 그 어느 때보다 미식축구 경기에서 치어리더로 활동하는 것을 즐기는 것처럼 보였다. 딸의 치어리더 활동을 보는 걸 좋아했던 제인은 가는 데만 3시간이 걸리는 원정 경기에도 종종 딸을 데려다주곤 했다.

1999년 가을, 경기를 마치고 들어온 린제이는 식탁 위에 가방을 던져 놓고 집에 놀러 온 오빠와 그의 친구들을 보려고 아래층으로 내려갔다. 그 순간 제인은 충동적으로 린제이의 가방을 열어보았다. 가방 안에는 작은 알약과 1인치 길이의 가느다란 금속 튜브가 있었다. 이게 뭐지? 짐작조차 할 수 없었던 제인은 딸을 불렀다.

린제이는 엄마가 들고 있는 알약을 바라보며 태연하게 말했다.

"아, 잠을 못 자서. 킴벌리가 도움이 될 거라고 줬어요."

린제이가 다시 내려간 후, 제인은 마침 집에 있었던 친척 킴벌리에게 약을 보여주며 물었다. "린제이에게 이걸 줬니?"

킴벌리는 "아니요"라고 대답했다.

가슴이 철렁 내려앉은 제인은 다시 린제이를 불렀다.

"킴벌리가 약을 준 게 아니더구나. 이게 대체 뭐지?"

"옥시에요." 린제이가 도전적인 표정으로 말했다.

"그럼 이건?" 제인이 튜브를 들어 보이며 물었다.

"코로 흡입할 때 쓰는 거."

대답을 마친 린제이는 자기 방으로 사라졌다. 다음 날 아침, 제인은 페닝턴 갭에서 약물 남용 클리닉을 운영하는 베스 데이비스에게 전화를 걸었다. 데이비스는 자신은 옥시콘틴에 대해 잘 모르지만, 린제이에게 일어나는 일을 정확히 알 수 있는 유일한 방법은 소변 검사를 하는 것이라고 말했다. 제인은 주저했다. 누군가 린제이가 검사를 받았다는 사실을 알게 되면 소문이 퍼질 거고, 린제이의 생활 기록부에 흠집이 날 수도 있으며, 심지어 치어리더팀에서 쫓겨날지도 몰랐다. 제인은 검사를 받진 않겠지만 린제이를 데이비스의 사무실로 데려가 상담을 해보겠다고 말했다.

작은 키에 씩씩한 목소리, 짧은 은발이 인상적인 베스 데이비스는 약물 남용 상담사와는 전혀 어울려 보이지 않는 여성이었다. 그녀는 예순여섯 살이었지만, 10년은 더 젊어 보였고 에너지가 넘쳤다. 그리고 수녀이기도 했다. 베스는 뉴욕과 코네티컷의 교회 부속 학교에서 교사이자 행정관으로 일하다가 1972년 애팔래치아에 처음 왔고, 얼마 후 세인트 찰스에 보건 클리닉을 짓기 위한 기금 모금 운동을 주도했다. 바로 아트 밴지의 근무지였다.

하지만 데이비스는 오랜 기간 알코올 중독으로 곤란을 겪고 있었다. 1979년, 마침내 데이비스는 약물 남용 문제가 있는 수녀를 위한 치료 시설에 들어갔고, 다른 일을 해보기로 마음먹었다. 그녀는 뉴저지의 럿거스대학교에서 약물 상담 교육을 이수한 후 뉴저지주 트렌턴의 가장 험한 지역에서 1년간 알코올 및 헤로인 중독자들과 함께 일했다.

1980년대 중반부터, 데이비스는 알코올 중독을 이겨낸 또 다른 수녀 엘리자베스 바인스와 함께 페닝턴 갭 시내의 오래된 2층짜리 건물에서 중독 교육 센터를 운영했다. 처음엔 알코올 중독자만 상대했다. 하지만 1990년대 초가 되자 진정제와 처방 진통제를 비롯한 약물 남용이 증가하기 시작했다. 퍼코셋, 타이록스, 그리고 또 다른 마약성 진통제인 하이드로코돈hydrocodone이 함유된 인기 처방 진통제 바이코딘Vicodin과 로탭Lortab이 이러한 약물에 포함되었다. 당시 의료계에서는 하이드로코돈이 옥시코돈보다 중독 위험이 낮다고 믿었으며, 하이드로코돈 함유 약물에 대한 연방 규정이 느슨해 의사들이 이 약물을 쉽게 처방할 수 있었다. 그러나 이러한 약물 중 어느 것도 데이비스와 바인스를 옥시콘틴에 대비시키지는 못했다.

린제이는 베스 데이비스와의 약속을 기다리며 고통스러운 주말을 보냈다. 48시간 동안 린제이는 신체적 쇼크에 해당하는 금단 증상을 겪었다. 환자나 마약 남용자가 마약성 진통제를 사용하면 '의존dependence'이 생기는데, 이는 우리 몸이 오피오이드의 강력한 효과에 적응하는 자연스러운 과정이다. 신체적 의존은 중독이 아니지만 갑자기 약물 투여를 중단하면 금단 증상을 겪게 된다. 하루에 세 번씩 옥시코돈을 복용하던 린제이에게 금단 증상은 극심한 고통을 초래했다. 다리는 삼촌 집에 있을 때보다 훨씬 더 아팠고 근육 경련도 동반되었다. 그녀는 오한, 콧물, 심한 두통 등 독감과 비슷한 증상을 겪었고, 심지어 섬망이 생기기도 했다. 방에서 옥시를 발견하고 흡입하는 꿈을 꾸기도 했다.

린제이는 베스 데이비스와의 만남을 기대하고 있었다. 어머니는 약물 상담사에 대해 자세히 말해주지 않았지만 린제이는 베스라는 이름 때문에 그녀가 젊을 거라고 생각했고, 베스가 자신의 속내를 털어놓을 수 있는 약간 나이 많은 친구가 될지도 모른다고 생각했다.

벤츠를 타고 시내로 향하는 동안 제인과 린제이 사이에는 침묵이 흘렀다. 베스 데이비스를 보자마자 린제이는 입을 닫았다. 그녀는 두 사람이 절대 통하지 않을 거라고 확신했다. 베스의 나이가 너무 많았기 때문이다.

"여기 온 이유를 알고 있어요?" 데이비스가 물었다.

"전 아무 짓도 안 했어요." 린제이가 말했다.

"어머니가 걱정하는 일이 생긴 것 같군요. 그게 아니라면 나에게 연락하지 않았을 테니까요." 데이비스가 말을 이었다. "그게 무슨 일이라고 생각해요?"

"전 괜찮아요." 린제이가 말했다. "엄마가 너무 오버하고 있어요. 여긴 엄마가 원해서 온 것뿐이에요."

린제이와 베스는 더 이상 만나지 않았지만, 그 후 한 달 동안 린제이는 약을 하지 않았다. 어느 날 오후, 린제이는 시내 주유소에서 친구와 마주쳤다. 린제이가 차를 세우자 친구는 린제이를 반갑게 끌어안았다.

"옥시를 좀 얻을 수 있으면 좋겠어." 린제이가 말했다.

"운이 좋으시네." 친구가 대답했다.

———

몇 년이 지난 지금, 리 카운티의 어느 누구도 2000년 옥시콘틴 남용이 폭발적으로 증가한 순간을 정확히 짚어내진 못한다. 아트 밴지 같은 의사도, 베스 데이비스와 같은 약물 상담사도, 법 집행관도. 하지만 2000년 겨울이 가고 봄으로 접어들자 옥시는 도처에 퍼져 있는 것처럼 보였다.

6개월 전인 1999년 가을만 해도 버지니아 남서부 지역 경찰이 집계한 위장 마약 구매 건수에서 옥시가 차지하는 비중은 극히 일부에 불과했다. 그러나 이듬해 봄이 되자 그 수치는 급증했고 일부 지역에서는 90%에 달했다. 길거리에 넘쳐나는 마약의 공급처는 다양했다. 일부 비양심적인 의사들은 진료비만 내면 합당한 이유 없이 처방전을 발급하는 '알약 공장pill mills(마약성 진통제를 과도하게 처방해 중독 문제를 야기하는 병의원을 지칭하는 말 - 옮긴이)'을 운영했다. 통증이 있는 환자 행세를 하며 찾아온 약물 남용자들에게 속아 약물을 처방한 의사도 있었고, 옥시콘틴 처방전을 위조하거나 진짜 처방전을 복제하는 사람들도 있었다.

얼마 지나지 않아 리 카운티에서는 퍼코셋이나 로탭과 같은 기존 진통제에 대한 수요가 사라졌다. 모두가 옥시를 원했기 때문이다. 마치 외래종이 조용히 지역 약물 공급망에 침투해 토착종을 몰아낸 것과 같았다. 옥시콘틴에는 순수한 옥시코돈이 함유되었기 때문에 기호용 사용자는 코카인처럼 쉽게 흡입할 수 있었고, 중증 마약 중독자는 헤로인처럼 주사할 수 있었다.

암시장에서 옥시콘틴의 가치는 1밀리그램당 1달러로, 20밀리그램 정제는 20달러에, 40밀리그램 정제는 40달러에 판매되었다. 은행 계좌에 수천 달러가 있는 린제이 마이어스 같은 사람에게 옥시를 구매할 현금을 마련하는 것은 문제가 아니었다. 하지만 다른 사람들은 대개 그런 돈이 없었기 때문에 옥시콘틴 남용과 더불어 범죄 발생도 가속화되었다. 중독자들은 가정집에 침입해 현금과 텔레비전을 훔쳤다. 암 환자나 통증 환자가 아침에 일어나 보니 약장에서 옥시콘틴 병이 사라진 것을 발견한 경우도 있었다. 위조 수표와 도난당한 수표가 이 지역을 뒤덮기 시작했다. 그중 상당수가 40달러짜리(40밀리그램 옥시콘틴의 시중 가격)였기 때문에 경찰은 이런 농담을 하기도 했다. "그 40달러가 어디에 쓰였는지는 뻔하죠." 마약을 구하려는 사람들은 신용카드로 엄청난 빚을 지고 금방 현금으로 바꿀 수 있는 물건을 구입했다. 신용 한도액이 부족한 사람들은 라이터나 콤팩트 디스크 같은 물건을 훔쳐서 판매했다. 버지니아 남서부 시골에서는 전기톱이 인기 있는 절도 대상이었다.

마약 남용이 심해지면서 사상자도 늘어났다. 2000년 봄이 되자 매주 더 많은 사람이 옥시콘틴 중독에서 벗어나고자 중독 교육 센터를 찾아왔고, 더 많은 과다 복용자가 리 카운티 병원으로 실려 왔다. 입원 환자 대부분은 청소년이나 청년이었고, 일부는 팔에 골프공 크기의 농양이 있었다. 피하 주삿바늘로 약물을 주입한 흔적이었다.

4월 초, 아트 밴지와 함께 병원에서 일하던 젊은 의사 빈스 스트라비노는 더 이상 보고만 있을 수 없다고 판단했다. 그는 코네티컷주 스탬포드에 있는 퍼듀 파마 본사에 연락했다. 그의 전화는 퍼듀 소속 의사에게 연결되었다.

"심각한 문제가 생겼습니다." 스트라비노가 말했다. "금단 현상이 일어나고 있어요. 정말 끔찍한 상황입니다."

퍼듀 의사는 사람들이 이 약물을 남용하고 있다는 사실에 놀랐다며 스트라비노가 언급한 내용에 대해 조사해 보겠다고 약속했다. 그로부터 10개월이 지나서야 퍼듀는 미국 식품의약국Food and Drug Administration, FDA에 스트라비노의 전화 신고 사실을 알리는 공식 보고서를 제출했다.

보고서 내용은 다음과 같았다. "한 의사가 알 수 없는 이유로 옥시콘틴 (서방형 옥시코돈 염산염)을 사용하는 신원 미상의 환자들이 '주사로 인한 과다 복용 및 농양으로 병원에 내원한다'고 신고했다. 아이들이 '옥시콘틴을 으깨고, 코로 흡입하고, 주사하고 있다'고 한다. 추가 정보가 필요한 상황이다."

퍼듀 파마가 FDA에 제출한 보고서에는 첫 번째 신고 이후 두 달 뒤 스트라비노로부터 걸려 온 후속 전화에 대해서도 언급되어 있었다. "신고 의사로부터 2000년 6월 5일에 받은 추가 정보에 의하면, 15세 백인 남성 환자가 옥시콘틴 40밀리그램 정제를 불법 입수했다. 보고에 따르면 '2000년 4월 7일, 환자는 확인되지 않은 용량의 옥시콘틴을 복용했으며 학교에서 제대로 걷거나 말하지 못했다.' 사건은 같은 날 종료되었고 환자는 회복되었다. 보고 시점 현재 환자는 '입원 치료'를 받고 있다. 신고한 의사는 이 사건이 옥시콘틴과 '확실히' 관련이 있다고 했다."

아트 밴지는 주변에서 벌어지고 있는 이 혼란스러운 상황을 파악하는 데 어려움을 겪었다. 2000년 봄 내내 그는 십 대 임신과 영유아 영양 등 자신의 오랜 관심 분야였던 리 카운티의 공중 보건 문제에 계속 집중했다. 하지만 옥시콘틴에 대한 그의 우려는 점점 커지고 있었다. 밴지는 의과대학 학생에게 리 고등학교 학생을 대상으로 담배, 술, 합법 및 불법 약물 사용에 대한 설문조사를 실시해 달라고 부탁했다. 결과를 본 그는 놀라움을 금치 못했다. 2학년 학생의 28%, 3학년 학생의 20%가 옥시콘틴을 사용해 본 적이 있다고 답했기 때문이다.

밴지는 이 지역에서 오랫동안 일어나던 나쁜 일들, 즉 실업과 알코올 및 마약 문제를 넘어서는 새로운 일이 일어나고 있다는 것을 깨달았다. 하지만 왜 그런 일이 일어났는지는 알 수 없었다.

그러던 5월, 열렬한 축구 팬이었던 스트라비노가 경기를 보기 위해 보스턴으로 날아갔다. 그는 〈보스턴 글로브*The Boston Globe*〉 신문에 실린, 메인주에서 새로운 진통제가 무분별하게 남용되고 있다는 기사를 읽으며 넋을 잃고 서 있었다.

기사에서는 메인주 북쪽 끝에 위치한 워싱턴 카운티의 시골 지역 어디에서나 옥시콘틴이라는 약물이 판매되고 있다고 했다. 사람들은 허리 통증이나 편두통을 호소하며 의사에게서 처방전을 얻어 내고자 수백 마일을 이동하고 있었다. 한때 이 지역은 사람들이 문을 잠그지 않고 지내던 곳이었지만, 이제는 범죄가 급증하고 마약 치료 센터에 환자가 넘쳐나고 있었다. 상황이 심각해지자 메인주 검찰은 주 전역의 의사들에게 옥시콘틴 처방 시 주의를 기울여 달라는 내용의 서한을 보냈다.

스트라비노는 페닝턴 갭으로 돌아오자마자 밴지에게 그 기사를 보여주었다.

| 2장 |

통증과의 전쟁

자신의 진료 방식을 바꾸는 의사는 드물다. 하지만 러셀 포트노이는 곧 그 대열에 합류할 예정이었다. 2000년에 이르러, 그는 만성 통증을 보다 적극적으로 치료하기 위해 옥시콘틴과 같은 강력한 마약성 진통제 사용을 늘리고자 하는 의료계의 움직임에서 일약 슈퍼스타로 떠올랐다. 40대 중반에 그는 이미 자신의 전공 분야에서 최고 전문가로 인정받았다. 혁신적인 연구자이자 학자로서 그의 명성은 급속도로 높아졌고, 뉴욕의 대형 병원인 베스 이스라엘 메디컬 센터에서는 그를 영입하기 위해 통증의학과를 신설했다. 지난 20년 동안 포트노이는 통증 치료에 관한 학술 논문 100편 이상을 직접 저술하거나 공저했고, 책도 12권이상 집필했다. 그는 자신감이 넘치는 데다 순발력과 재치까지 겸비한 덕분에 각종 학회 및 의학 컨벤션에서 인기 연자로 활동했으며 제약 회사의 자문 의사로도 명성이 높았다. 텔레비전 프로그램에도 출연했고, 통증 치료에 관한 신문과 잡지 기사에도 자주 등장했다.

　20년 전 그가 이 분야에 처음 발을 디딜 때만 해도 통증 치료라는 분야는 거의 알려지지 않았다. 알버트 아인슈타인 의과대학의 신입 레지던트였던 1981년, 병원 교수진이 각자 자신의 전문 분야를 설명하는 자리에서 한 의사가 자신의 전공이 통증 치료라고 말하자, 포트노이는 농담이라고 생각하며 웃었다.

긴 얼굴에 수염을 깔끔하게 다듬은 포트노이가 말했다. "통증을 전공으로 할 수는 없습니다. 통증은 질병이 아니에요. 그저 증상일 뿐이죠."

하지만 20년이 지난 현재, 그를 찾는 환자가 너무 많아져서 포트노이에게 진료를 받으려면 4개월 이상 기다려야 한다. 그에게 온 환자들은 '만성 비악성 통증(암이 아닌 다른 원인으로 인한 극심한 통증)'이라는 지옥 같은 고통을 겪었다. 암에 걸리면 악성 종양이 성장하면서 민감한 신경을 누르거나 뼈를 파괴하기 때문에 심한 통증이 동반되는 경우가 많다. 겸상 적혈구 빈혈, 당뇨병, 류마티스 관절염, 대상 포진과 같은 질병에서도 극심한 통증이 반복적으로 나타날 수 있다. 그러나 포트노이의 환자 중 상당수는 통증이 마치 독자적인 생명을 가진 것처럼 퍼지며 애초에 통증을 유발한 손상이나 질병보다 더 오래 지속되었다. 통증이 치료에 저항성을 보이는 경우도 있었다. 마치 신경계에 이상이 생겨 뇌에 끊임없이 신호가 전달되고, 뇌는 이를 끊임없는 고통의 비명으로 해석하는 것 같았다.

'만성 통증'은 다양한 원인에 의해 유발되며 여러 동반 증상을 지닌 포괄적인 용어다. 어떤 환자는 발목을 삐끗하거나 손목뼈가 부러지는 등의 부상으로 인해 다리나 팔이 붓고 땀이 나며, 변색되고 심지어 마비될 수도 있다. 또 어떤 환자는 심한 통증이 한쪽 팔다리에서 다른 쪽으로 숨바꼭질하듯 옮겨 다니기도 하고, 절단되거나 손실된 신체 부위에서 유발된 것처럼 느껴지는 극심한 통증인 '환상통phantom pain'을 경험하기도 한다. 편두통, 군발성 두통, 삼차 신경통(안면 신경을 따라 산발적으로 극심한 통증이 폭발하듯 나타나는 질환)으로 인해 메스꺼움을 호소하거나 말문이 막히거나 쓰러지는 환자도 있다. 또 다른 환자는 수술 또는 가벼운 시술 후 마치 의사의 메스가 신경을 건드린 것처럼 극심한 통증을 호소하기도 한다.

많은 통증 환자들은 증상 완화라는 한 가지 생각에 사로잡힌다. 포트노이의 환자 중 원인 모를 안면 통증에 시달리는 한 남성이 있었다. 처음에는 조금 있으면 괜찮아질 거라고 생각했지만 통증은 계속되었고 얼굴 오른쪽에서 시작된 후 얼굴 전체로 퍼지며 견딜 수 없을 정도로 심해졌다.

10년에 걸친 치료 여정이 시작되었다. 한 의사는 혈압약을 처방했고, 다른 의사는 조울증에 쓰이는 리튬을 처방했다. 환자는 편두통 치료를 받으며 퍼코셋을 한 움큼씩 복용하기 시작했다. 그래도 상태는 계속 악화되었고, 그는 결국 일을 그만두었다. 또 다른 의사가 산소를 흡입하면 통증이 없어질 거라고 말하자, 그는 폐기종 환자들이 사용하는 휴대용 산소 탱크를 몸에 지니고 다녔다. 통증이 다가오는 것을 느끼면 엄지손가락으로 얼굴 오른쪽을 누르고 한쪽 콧구멍을 막은 채 산소를 들이마셨다. 효과가 없는 건 아니었지만, 고통이 너무 심해 치과 의사의 권유대로 치아를 뽑는 것도 고려했다. 이 남성의 아들은 아버지가 극심한 안면 통증을 동반하는 질환인 삼차 신경통을 앓고 있을지도 모른다고 생각해, 이 질환에 대한 성공적인 수술법을 개발했다고 주장하는 의사에게 아버지를 모시고 갔다. 하지만 의사는 중년 남성에게 자주 발생하며 극심한 통증을 유발하는 원인 불명의 증후군인 군발성 두통을 앓고 있는 것 같다며 수술이 불가하다고 말했다. 그러던 어느 날 그의 아내는 포트노이가 출연한 통증 관련 텔레비전 다큐멘터리를 보았다. 부부는 포트노이와 약속을 잡았고, 그는 고용량의 옥시콘틴을 처방해 남성의 고통을 종식했다.

포트노이의 환자 모두에게 옥시콘틴이 효과적이었던 것은 아니다. 하지만 그는 만성 통증 치료에서 장기 지속형 마약성 진통제의 가치를 굳게 믿었다. 그중 하나는 강력한 합성 오피오이드이자 존슨앤드존슨에서 듀라제식Duragesic이라는 상품명의 피부 패치 형태로 판매하는 펜타닐이었고, 헤로인 중독자들이 약물 중독에서 벗어나도록 하는 데 쓰이는 동시에 진통제로도 사용되기 시작한 메타돈methadone도 여기에 포함되었다. 다른 통증 전문가들과 마찬가지로 포트노이는 마약성 진통제의 효과를 보완하거나 강화하기 위해 다양한 약물을 사용했다. 예를 들어 간질을 조절하는 데 사용되는 몇 가지 약물은 통증을 완화하는 데에도 효과가 있었다.

통증 환자들이 처음부터 포트노이 같은 전문가를 찾는 경우는 거의 없다. 환자가 포트노이를 만날 때는 이미 수년간의 의료 기록과 엑스레이, 각종 검사 결과가 잔뜩 쌓여 있는 경우가 대부분이다. 포트노이와 같은 전문의에게 통증을 해결하는 것은 퍼즐을 푸는 것과 같았다. 모든 데이터가 환자의 상태에 대한 단서를 제공했지만, 해답은 각 환자의 신체적, 심리적, 사회적, 정서적 조건이 뒤섞인 복잡한 상황 어딘가에 숨겨져 있었다.

"통증은 약간의 과학, 그리고 나머지 대부분은 직관과 예술로 이루어져 있습니다." 포트노이는 이렇게 말하곤 했다.

통증은 환자가 가장 흔히 호소하는 증상이지만 가장 주관적이기도 한데, 의사는 환자가 통증을 기술하는 것에 의존할 수밖에 없기 때문이다. 통증은 날카롭거나 둔할 수 있고, 묵직하게 아프거나 쑤실 수 있다. 타는 듯한 느낌이나 시린 느낌이 들기도 한다. 어떤 환자는 통증을 망치로 때리는 것 같다고 하고, 다른 환자는 북을 치듯 두드리는 느낌이라고 표현하며, 또 어떤 환자는 칼로 찌르는 것 같다고 호소한다. 사람마다 고유한 통증 역치(통증을 느끼는 지점)가 있으며, 다른 문화권에서 자란 사람들은 통증에 대해 다르게 반응한다. 데이비드 모리스는 그의 저서 『고통의 문화The Culture of Pain』에서 1950년대 샌프란시스코의 한 재향군인병원에서 수행한 연구에 따르면 유대계와 이탈리아계 미국인 환자는 고통을 표현하는 데 주저하지 않는 반면, 아일랜드계 또는 개신교 앵글로색슨계 환자는 고통을 참는 경우가 많았다고 언급했다.

드물게 어떤 사람들은 고통에 둔감하게 태어난다. 부러워할 만한 능력처럼 보일 수 있지만, 실제로는 심한 화상을 입는 것도 모른 채 뜨거운 라디에이터 위에 가만히 앉아 있을 수 있는 끔찍한 상태다. 가장 널리 인용된 사례는 논문에서 C양으로 언급된 캐나다 소녀에 관한 것인데, 닥터 로널드 멜잭과 닥터 패트릭 월은 저서 『통증의 도전The Challenge of Pain』에서 C양이 선천적으로 통증에 둔감해 혀끝을 깨물어 살점이 잘려 나가기도 했다고 썼다. 그녀는 다른 사람들이 극도로 고통스러워하는 자세를 취할 수 있었기 때문에 젊은 나이에도 관절에 심각한 염증이 발생했다. C양은 스물아홉 살에 중증 감염으로 사망했다.

통증은 실체를 명확히 파악할 수 없기 때문에 통증학은 의학 분야의 서열에서 한참 아래로 밀려났다. 의사는 진단하고 해결할 수 있는 문제를 좋아하지만 통증을 정량적으로 측정할 방법은 없다. 환자의 혈액을 채취해 검사해도 통증에 대한 단서는 찾을 수 없다. 간혹 엑스레이나 MRI와 같은 첨단 기기가 도움이 되는 경우도 있지만 이들은 신뢰성이 낮은 것으로 악명이 높다. 허리 통증을 호소하는 사람의 80%가 엑스레이에서 척추 디스크 퇴행성 변화 소견을 보이지만, 전체 성인의 약 70%는 엑스레이에서 디스크 퇴행성 변화가 나타남에도 통증이 없다. 20세기 말까지만 해도 통증 정도를 측정하는 주요 도구는 웃는 얼굴에서 찡그린 얼굴에 이르기까지 다양한 표정을 그린 척도가 전부였다.

현대 의학 전문 분야로서 통증 치료의 역사는 포트노이가 레지던트를 시작하기 10년 전인 1973년으로 거슬러 올라간다(1973년은 국제통증연구협회가 창립된 해이기도 하다). 하지만 수천 년 전부터 의사, 철학자, 성직자, 주술사들은 통증과 그 원인을 연구하며 신체, 정신, 감정이 어떤 역할을 하는지 이해하려고 노력해 왔다. 바빌로니아, 이집트, 인도 등 여러 고대 문명에서는 통증이 마음에서 느끼는 것이며, 정서적 불균형이나 악령의 침입을 알리는 신호라고 믿었다. 기원전 2세기에는, 갈렌이라는 그리스 의사가 신경계에 대한 최초의 체계적인 검사를 시작했다. 그의 연구 결과는 오랫동안 무시되었지만, 르네상스 시대가 되자 의사들은 뇌가 지속적으로 통증 신호를 수신해 일부는 무시하고 다른 일부는 증폭한다는 사실을 깨달았다. 20세기 후반에 이르자 통증을 전달하거나 차단하는 특정 화학 물질이 발견되면서 신경계의 비밀이 한층 더 밝혀졌다.

아편 양귀비에서 추출한 아편은 수천 년 동안 통증을 치료하고 쾌락을 선사하는 약물이었다. 아편은 생명을 위협하는 질환을 치료할 수 있는 유일한 약이었기 때문에 의사들은 아편이 유익하다고 믿었다. 마틴 부스는 그의 저서 『아편의 역사Opium: A History』에서, 아편이 19세기에 파레고릭paregoric(아편이 포함된 진통·지사제 - 옮긴이)이나 라우다넘laudanum(아편이 포함된 진통·진정제 - 옮긴이)과 같은 다양한 제제로 사용되었으며, 명확하게 설명하기 힘든 '불쾌감'을 비롯한 여러 증상을 치료하기 위해 판매되었다고 썼다. 아편은 또한 가난하고 과로에 시달리던 빅토리아 시대 여성들이 아기를 재우기 위해 먹이던 이른바 '진정 용액'의 성분이기도 했다. 이 물약은 당시 악명 높았던 고아원인 '베이비 팜baby farms'에서도 사용되었는데, 아편 음료는 유아들을 사실상 혼수상태에 빠뜨렸고, 일부는 영구 장애를 지니게 되었다.

19세기 초, 화학자들은 아편의 진통 효과가 그리스 신화에 등장하는 꿈의 신 모르페우스Morpheus의 이름을 딴 모르핀morphine이라는 물질에서 나온다는 사실을 발견했다. 모르핀은 곧 아편보다 더 널리 사용되기 시작했다. 계속해서 연구자들은 아편에서 퍼코셋, 옥시콘틴과 같은 약물의 활성 성분인 옥시코돈을 만들 때 원료가 되는 테베인thebaine을 비롯한 다른 여러 화학 물질을 분리해 냈다.

오피오이드 사용에 대가가 따른다는 사실은 19세기 중반에 이미 명백해졌다. 1900년까지 미국에는 부상이나 질병으로 치료를 받다가 진통제에 중독된 남북전쟁 참전 용사를 포함해 약 30만 명의 모르핀 중독자가 있었다. 이 질환은 '군인병soldier's disease'이라고 불릴 정도로 흔했다. 제1차 세계대전 무렵, 의료계는 모르핀의 강렬한 중독성과 습관적 복용 가능성을 인식했고, '중독'이라는 용어가 널리 사용되기 시작했다.

이제 의사들은 치료에 사용하는 마약성 진통제를 환자에게 중독, 즉 의인성 중독iatrogenic addiction을 유발할 위험이 높은 물질로 간주했다. 1920년대에 마약 중독 치료 프로그램 참여 환자를 대상으로 실시한 설문조사에 따르면, 중독자의 9~24%가 통증 치료 과정에서 마약성 진통제를 처음 처방받은 것으로 나타났다.

20세기가 시작되자 의사들에게는 또 다른 걱정거리가 생겼다. 1914년 연방 정부는 미국 최초의 마약법인 해리슨 법을 통과시켰다. 이 법은 본질적으로 세금 부과 및 기록 보관을 목적으로 제정되었지만, 법안이 통과된 지 5년 후인 1919년 미국 대법원은 해리슨 법이 마약 중독자에게 마약성 진통제를 처방하는 행위도 금지하는 것으로 해석한 판결을 발표했다. 1930년대 후반까지 해리슨 법 위반과 관련된 범죄로 기소된 의사는 2만 5000명이 넘었다.

의사들은 여전히 심한 통증(특히 암 환자가 겪는 극심한 고통)을 치료하기 위해 모르핀을 사용했다. 그러나 모르핀 중독 가능성에 대한 의학계의 우려는 임종 직전의 환자에게 약물을 사용하는 방식에도 영향을 미쳤는데, 이는 암 환자에게 불필요한 고통을 안겨주었다. 1990년대 초반까지만 해도 많은 의사가 암 환자에게 모르핀을 PRN(pro re nata의 줄임말로, '필요에 따라'라는 의미) 방식으로 처방했다. 일반적으로 모르핀의 진통 효과는 4시간 동안 지속되는데, PRN 방식에서는 암 환자가 통증을 다시 느낄 때 모르핀 투여를 요청해야 했다. 문제는 환자가 고통을 호소하더라도 즉시 약물이 투여되지 않는다는 사실이었다. 일부 의사와 간호사는 환자의 절박한 요구를 약물 남용자가 약을 타내려는 핑계로 간주했다. 마약에 대한 의학적, 사회적 낙인 때문에 강인한 정신력으로 버티는 것이 통증에 대한 올바른 대처라고 믿는 사람들도 있었다. 암 환자에게 '필요에 따라' 모르핀을 처방하는 방식에서는 급격히 심해진 통증을 완화하기 위해 고용량의 모르핀을 투여하는 경우 환자의 정신이 혼미해지는 일도 발생했다.

이 끔찍한 상황이 호스피스 운동의 시초가 되었다. 영국의 의사 시슬리 손더스는 호스피스 운동의 초기 옹호자 중 한 명이다. 1967년 닥터 손더스는 생애 마지막 시기에 있는 사람들을 돌보는 최초의 시설인 세인트 크리스토퍼 병원을 런던에 열었다. 그녀의 철학은 말기 환자가 병원 대신 편안한 환경이나 자택에서 존엄한 죽음을 맞아야 한다는 것이었다. 또한 그녀는 삶의 마지막 순간은 가능한 한 고통이 없어야 한다고 믿었다.

1980년대 초, 호스피스 운동은 미국으로 전파되었다. 그 무렵 뉴욕의 메모리얼 슬론 케터링 암 센터를 비롯한 몇몇 미국 병원에서는 암 치료에 모르핀을 적극적으로 사용하기 시작했는데, 이 병원의 전문가들은 암 환자에게 모르핀을 (필요할 때만 투여하는 것이 아니라) 규칙적으로 투여해야 혈액 내 진통제 농도를 일정하게 유지하고 PRN 방식에서 나타나는 기복이 심한 상황을 피할 수 있다고 믿었다. 이 병원은 모르핀에 대한 광범위한 연구를 통해 (의료계의 기존 통념과 달리) 모르핀을 다량 투여받은 암 환자가 중독되거나 약물 남용자처럼 쾌감을 느끼지 않는다는 사실을 입증했다. 얼마 지나지 않아 슬론 케터링을 비롯한 여러 병원의 연구를 통해 미국 전역의 암 통증 치료 방식이 변화했다.

한편, 통증 전문가들은 암과 관련이 없는 심한 통증, 즉 만성 비악성 통증에 대한 부적절한 치료가 더 큰 문제라고 생각했다. 몇몇 추론에 의하면, 요통, 관절염, 겸상 적혈구 빈혈 등의 질환을 앓고 있는 만성 비악성 통증 환자가 지속적인 통증을 호소하는 환자의 80%를 차지했다.

러셀 포트노이가 경력을 쌓기 시작한 1980년대 중반 무렵, 통증 치료 전문가들은 수술, 스테로이드 주사, 바이오피드백 및 운동을 비롯한 대체 요법 등 만성 통증을 치료하기 위해 다양한 방법을 동원했다. 그리고 마약성 진통제를 사용해야 하는지, 그렇다면 어떻게 사용할 것인지에 대한 격렬한 논쟁이 벌어졌다.

많은 통증 전문의들은 명확한 원인이 없는 만성 통증 환자는 신체적, 심리적, 정서적 문제가 복합적으로 작용해 고통을 느낀다고 생각했다. 또한 마약성 진통제를 지속적으로 처방하면 약에 취한 좀비, 약물 남용자 또는 중독자를 양산하게 될 거라고 우려했다. 심지어 마약성 진통제가 신체 자체의 통증 퇴치 시스템을 억제해 일부 유형의 통증을 오히려 악화할 수 있다는 근거도 제시했다.

비약물적 접근법을 선호하는 사람들은 환자가 직장에서 빠져나가거나 다른 사람을 감정적으로 조종하거나 약물을 구하기 위한 수단으로 통증을 이용하는 경우가 많다고 생각했다. 가장 흔히 호소하는 통증인 요통의 경우, 제2차 세계대전 이전에는 의사가 요통을 진단하는 사례가 드물었지만 1980년에는 요통이 전체 외래 진단의 5%라는 놀라운 비율을 차지했다. 요통의 유행이 신경 문제나 신체적 손상보다는 업무 관련 스트레스 및 직업 불만과 관련이 있다고 생각한 사람들도 있었다. 연구자들은 직장에 대한 만족도가 낮은 사람은 경미한 부상 후에도 직장에 복귀하기보다는 병가를 연장하는 것을 선호하며, 집에 오래 머물수록 우울증과 통증에 대한 감수성이 더 심해진다는 가설을 제시했다. 보상위원회로부터 받는 거액의 금전적 보상도 영향을 미치는 것으로 여겨졌다. 한 연구자는 소송 중인 통증 환자 집단의 절반 이상이 신체적 원인보다는 정서적 원인에서 비롯된 통증을 호소한다는 사실을 확인한 후 이 현상을 '만성 소송 통증'이라고 불렀다.

1970년대와 1980년대에 걸쳐 중증 통증에 대한 다학제적 접근을 옹호하는 전문가가 늘어났다. 워싱턴대학교와 마이애미대학교에서는 이를 기반으로 한 전문 치료 센터가 운영되었는데, 이 프로그램에 참여한 환자들은 금단 현상을 방지하기 위해 서서히 마약성 진통제를 끊으며 물리 치료, 심리 치료, 행동 수정 교육 등을 거쳤다. 이들은 하루에 몇 시간씩 스트레칭과 에어로빅, 수영과 같은 근력 강화 운동을 했고, 많은 통증 환자가 향후 통증 발생에 대한 불안으로 고통받았기 때문에 중독성이 있는 진정제를 복용하는 대신 이완 및 스트레스 관리 기술을 배웠다.

이것이 러셀 포트노이가 1981년 레지던트 과정을 시작할 무렵의 통증 치료 상황이었다. 그의 멘토인 닥터 로널드 캐너는 통증 치료 전도사였다. 메모리얼 슬론 케터링에서 일했던 캐너는 많은 의사가 '오피오포비아opiophobia(오피오이드의 중독성에 대한 비이성적인 두려움을 설명하기 위해 오피오이드 옹호자들이 만들어 낸 용어)'로 고통받고 있다고 믿었다.

포트노이가 통증 치료에 관한 세계적 수준의 연구자가 될 거라고 생각한 캐너는 재빨리 그를 이 싸움에 끌어들였다. 그는 포트노이에게 전화번호 책자를 건네며 지역 약사들에게 전화를 걸어 (모르핀, 딜라우디드, 퍼코셋과 같은) 2급 마약 중 어떤 것을 구비하고 있는지 물어보라고 했다. 그 결과 브롱크스(미국 뉴욕시에 있는 자치구 중 하나)의 약사들은 (오피오이드 처방이 드문 데다가 강도를 두려워했기 때문에) 마약성 진통제를 거의 보유하지 않고 있다는 사실이 밝혀졌다.

얼마 지나지 않아 다른 의사들도 포트노이에게 통증 환자를 의뢰하기 시작했다. 그는 다양한 형태의 통증에 대해 배우면서 환자들이 도움을 받기가 얼마나 어려운지 목격했다. 겸상 적혈구 빈혈을 앓고 있는 35세 흑인 환자는 극심한 통증이 생길 때마다 병원에 가서 몇 시간 동안 고통을 참으며 기다린 후에야 진통제 몇 알을 받을 수 있었다고 말했다. 포트노이는 퍼코셋을 처방해 집에서 바로 복용할 수 있도록 했다. 남자는 지금까지 자신을 믿어준 의사는 한 명도 없었다고 말하며 울음을 터뜨렸다.

포트노이는 맨해튼 어퍼이스트사이드에 있는 암 센터인 메모리얼 슬론 케터링에서 연구 전임의 과정을 시작했다. 이 병원은 미국 최초로 통증 치료 전담 부서를 개설했으며, 이 분야의 권위자인 닥터 캐슬린 폴리를 수장으로 임명했다. 환자가 암과의 마지막 사투를 벌이는 메모리얼 슬론 케터링 병원을 근무하기 힘든 곳으로 여긴 의사도 있었을 것이다. 그러나 포트노이는 환자에게 위안을 주는 것을 자신의 사명으로 생각했다. 암의 진행을 막기 위해 싸워야 하는 암 전문의와 달리, 그의 역할은 환자의 삶을 조금이라도 더 견딜 만하게 만드는 것이었다. "우리는 질병과 싸워야 한다고 생각하지 않았어요. 패배할 거라고 생각하지도 않았고요. 암이 전이된 환자가 있는 병실에 들어가면 가족들은 절망에 빠져 있습니다. 하지만 우리는 무언가 도움이 되는 일을 하고 나서 병실을 나설 겁니다." 포트노이가 말했다.

1980년대 중반, 포트노이를 비롯한 여러 의사들은 MS 콘틴MS contin이라는 새로운 통증 치료제를 사용하기 시작했다. 이 약물은 퍼듀 프레드릭Purdue Frederick에서 판매했는데, 이 회사는 10년 후 퍼듀 파마Purdue Pharma로 사명을 바꾸어 옥시콘틴을 판매했다. MS 콘틴은 모르핀의 서방형 제제로, 장 출혈과 간 손상을 유발할 수 있는 아스피린이나 아세트아미노펜 같은 첨가물이 들어 있지 않고 약효가 오래 지속되었기 때문에 암 전문의들이 선호했다.

포트노이는 암이 아닌 만성 통증 환자도 치료했으며, 1986년에는 캐슬린 폴리와 함께 '비악성 통증에서 오피오이드 진통제의 장기 사용'이라는 제목의 연구 결과를 발표했다. 요통이나 안면 통증과 같은 다양한 통증을 호소하는 메모리얼 슬론 케터링 환자 38명만을 대상으로 한 제한적인 연구였지만, 유명 암 병원이라는 인지도 덕분에 그 영향력은 엄청났고 이 연구는 포트노이의 경력과 통증 치료 운동의 학술적 기반이 되었다.

포트노이는 다른 방법으로는 통증이 완화되지 않는 만성 통증 환자 중 암 환자에서 안전성이 입증된 강력한 마약성 진통제를 장기간 사용함으로써 도움을 받을 수 있는 '하위 집단'이 있다고 주장했다. "우리는 오피오이드 유지 요법이 난치성 비악성 통증이 있고 약물 남용 병력이 없는 환자에게 수술 또는 무치료를 대체하는 안전하고 유익하며 보다 인도적인 대안이 될 수 있다는 결론에 도달했다." 포트노이와 폴리는 이렇게 기술했다.

포트노이는 곧 이 메시지를 전달하기 위해 순회강연을 다니기 시작했고, 제약 회사의 직접적인 후원 또는 제약 업계가 지원하는 단체인 다네밀러 재단Dannemiller Foundation의 후원을 받아 강연을 진행했다. 처음에는 오피오이드 사용을 늘리자는 그의 주장이 환영받지 못했다. 다학제적 전략을 지지하는 전문가들은 그를 제약 업계의 '전도사' 정도로 여기며, 강력한 마약성 진통제가 환자의 통증을 완화하는 건 사실이지만 실제로 기능이 개선된 환자는 거의 없다고 주장했다.

그러나 새로운 세대 통증 전문의들의 견해는 달랐다. 이들 중 다수는 끝없이 지속되는 극심한 통증을 줄이는 것 자체가 충분히 가치 있는 목표라고 믿었다. 포트노이의 명성이 높아지면서 더욱 많은 사람이 몰려들었다. 그의 강연에 참석했던 한 통증 전문의는 "급진적인 치료법을 최초로 제시하면 많은 사람이 그의 말을 듣고 싶어 하죠"라고 말했다.

포트노이에게 1986년 연구는 시작에 불과했다. 이후 몇 년 동안 그는 마약성 진통제 사용 확대를 추진하는 제약 업계와 오피오이드 옹호자 모두가 활용할 수 있는 데이터를 담은 여러 편의 후속 논문을 저술했다.

포트노이는 논문에서 1920년대 연구자들이 지적한 높은 중독률은 약물 치료 프로그램 참가자라는 편향된 집단을 대상으로 했기 때문에 오해의 소지가 있다고 주장했다. 대신 그는 실제 의료 현장에서 마약성 진통제를 투여받은 통증 환자의 경우 중독 위험이 거의 사라졌다고 주장했다. 포트노이는 자신의 주장을 뒷받침하는 근거로 세 편의 논문을 제시했는데, 이 자료는 그 후 몇 년 동안 오피오이드 옹호자와 제약 회사에 의해 수백 번 인용되었고, 통증 치료 운동에서 일종의 바이블처럼 여겨졌다.

첫 번째 논문은 1980년 〈뉴잉글랜드 의학 저널*The New England Journal of Medicine*〉에 실린 것이었는데, 이 논문에서는 입원 환자의 마약성 진통제 사용과 중독에 대해 다뤘다. 두 번째 연구는 1977년 의학 저널 〈두통*Headache*〉에 게재되었으며 만성 두통 환자에서의 마약성 진통제 사용에 대해 조사했다. 세 번째 연구는 1982년 〈통증*Pain*〉에 실린 것으로, 화상 환자에서 데브리망*debridement*(살아있는 조직에서 죽은 피부를 제거해 치유를 돕는 시술로, 극심한 통증이 수반된다)을 시행할 때 마약성 진통제를 투여한 사례를 검토한 것이다.

이 세 편의 논문에서는 이전에 마약을 남용한 적이 없는 환자가 옥시콘틴과 같은 강력한 오피오이드로 치료를 받는 경우 중독될 위험이 거의 없음을 강조했다. 포트노이는 위에서 언급한 첫 번째 연구의 경우 '입원 환자 1만 1882명 중 단 4건의 중독 사례'만 발견했으며, 두 번째 연구에서는 '2369명의 환자 중 단 3건의 문제 사례'만 확인했다고 인용했다. 데브리망을 시행하기 전에 오피오이드를 투여한 통증 환자에서도 문제 발생률이 비슷하게 낮았다고 했다.

몇 년 후 퍼듀 파마와 그에 동조하는 의사들은 이러한 연구와 포트노이의 설명을 근거로, 환자가 옥시콘틴과 같은 강력한 마약성 진통제에 중독될 위험은 '1% 미만'이라는 주장을 펼쳤다. 그러나 실제로 이 연구들은 개별적으로나 전체적으로나 마약성 진통제를 장기 사용할 경우의 안전성에 대한 과학적 근거가 전혀 담겨 있지 않았다.

사실 〈뉴잉글랜드 의학 저널〉의 논문은 제대로 된 연구가 아니었다. 논문에 인용한 수치는 오피오이드를 포함해 수십 종에 달하는 여러 처방약의 부작용을 파악하기 위해 보스턴 공동 약물 감시 프로그램 Boston Collaborative Drug Surveillance Program이라는 이니셔티브를 이끌었던 닥터 허셜 직과 닥터 제인 포터가 1980년에 의학 학술지에 제출한 '서신 letter'에 포함된 것이었다. 또한 이 연구에서는 환자가 병원에 입원해 있는 동안만 모니터링하고 퇴원 후에는 추적 관찰하지 않았기 때문에 약물의 장기 사용이 미치는 영향은 반영되지 않았다. 몇 년 후, 닥터 직은 〈뉴잉글랜드 의학 저널〉에 제출한 마약성 진통제 사용 통계는 온전한 연구로 진행할 만큼 근거가 충분하지 않았기 때문에 서신으로 제출했다고 말했다. 그는 또한 자신의 연구를 통해 마약성 진통제 장기 사용의 위험성에 대해 어떤 결론도 내릴 수 없으며, 닥터 포트노이를 비롯한 어느 누구도 이 연구 결과를 토대로 잘못된 주장을 하기 전에 자신에게 연락한 적이 없었다고 덧붙였다.

포트노이와 다른 연구자들은 편두통 환자에 대한 연구 결과도 잘못 해석했다. 이 연구는 시카고에 있는 다이아몬드 두통 클리닉이라는 시설에서 진행된 것으로, 그곳에서 치료받은 환자 2369명의 사례를 조사했다. 포트노이는 이 중 '세 건의 문제 사례'만 발견했다고 주장했지만, 이는 사실과 거리가 멀다. 실제로 이 세 건의 문제 사례는 훨씬 더 적은 수, 즉 62명의 환자 집단에서 발생했으며, 이들은 병원에 오기 전 최소 6개월 동안 진통제를 복용했거나 진통제와 바르비투르산염 barbiturate을 함께 복용했기 때문에 별도로 조사했다. 이 세 명의 환자는 해당 집단의 5%에 해당했다. 연구에서는 특히 "만성 두통 환자에게 마약성 진통제를 사용하는 것은 의존과 남용의 위험이 있다"라고도 경고했지만, 포트노이는 이 논문을 참고하면서 이러한 내용은 인용하지 않았다.

몇 년 후, 옥시콘틴이 리 카운티 등에서 엄청난 피해를 초래하자 포트노이는 연구 결과를 제대로 인용하지 않은 것에 대해 조심스럽게 사과문을 발표했다. 그는 오피오이드에 대한 부정적 태도를 줄이고 통증 환자들이 더 나은 치료를 받을 수 있도록 돕는 '스토리'를 만들고 싶었다고 말했다. 그러나 통증 치료 전도사로 활동하던 시절, 오피오이드 장기 사용의 안전성에 대한 그의 주장은 단호하기 이를 데 없었다. 당시 그는 한 신문 기자에게 이렇게 말했다. "이러한 약물은 부작용이 거의 없이 오랫동안 사용할 수 있으며, 중독과 남용은 전혀 문제가 되지 않는다는 것을 보여주는 문헌이 늘어나고 있습니다."

포트노이가 오피오이드를 홍보하던 1990년대 초 무렵, 의료계가 통증 치료 방식을 바꿔야 했다는 점에는 의심의 여지가 없다. 의과대학에서 받을 수 있는 통증 치료 관련 교육은 단 한 시간이 전부였고, 중독 가능성을 우려한 의사들은 강력한 오피오이드 처방을 거부했다. 1991년 위스콘신대학교 연구진이 주 의료위원회 위원을 대상으로 실시한 설문 조사에 따르면, 오피오이드 치료를 허용해야 한다고 답한 비율은 12%에 불과했다. 일부 환자 집단, 특히 노인과 신생아에서 심한 통증을 치료하는 방식은 야만적이라는 비판을 받았다. 1980년대 중반까지만 해도 신생아에게 진통제를 투여하는 것은 아기에게 너무 위험하다고 간주해 위독한 상태의 신생아를 진통제 없이 수술했다. 한 소아 통증 전문가는 1991년 〈로스앤젤레스 타임스*Los Angeles Times*〉와의 인터뷰에서 "병원에서 마취제 없이 아이들에게 가해지는 행위를 본다면 대부분의 사람들은 충격을 받을 것"이라고 말했다.

통증 치료 운동 지도자들의 활동에 자극을 받은 정부 당국은 변화를 시도했다. 예를 들어, 1992년 공중보건국 산하 보건의료정책국에서는 수술 후 발생하는 급성 통증을 치료하기 위해 병원에 강력한 마약성 진통제를 적극적으로 사용하도록 촉구하는 새로운 지침을 발표했다. 공중보건국 최고 책임자인 닥터 제임스 메이슨은 '통증은 인격 형성에 필요하고, 유아는 통증을 느끼지 않으며, 노인 환자는 통증에 대한 내성이 더 높고, 수술 후 통증에 사용되는 마약성 진통제는 중독성이 있다'라는 '문화적' 신화를 없애기 위해 새로운 권고 사항이 필요하다고 말했다.

오피오이드 옹호자들은 또 다른 분야에서도 느리지만 꾸준한 진전을 이루기 시작했다. 그중 하나는 주 입법자나 주 의료위원회(각 주에서 의사 면허를 발급하는 기관)를 설득해 강력한 진통제를 좀 더 자유롭게 사용하도록 장려한 것이었다. 1989년 텍사스를 시작으로 점점 더 많은 주에서 중증 만성 통증 치료에 강력한 마약성 진통제의 가치를 인정하는 법률을 통과시키거나 의료 지침을 채택했다. 오피오이드 옹호자들은 마약 단속 기관과 의료 규제 당국이 진통제를 다량으로 사용하는 의사를 부당하게 표적으로 삼아 왔다며, 새로운 규칙이 필요하다고 주장했다.

통증 치료 전도사들은 의사가 오피오이드를 자유롭게 처방하지 못하도록 한 법, 제도 또는 규제 장치도 적으로 간주했다. 이들은 의사의 규제 약물 처방 내용을 추적하는 데 쓰이는 '처방전 모니터링 시스템'도 이러한 장애물에 해당한다고 주장했다.

1990년대 중반에는 14개 주에 이러한 시스템이 존재했는데, 법 집행 당국은 이를 통해 오피오이드 처방전을 비정상적으로 많이 작성한 의사를 식별했다. 이러한 처방 건수가 단순히 의사의 전문 분야별 특성을 반영하는 것일 수도 있지만, 진통제 처방이 많다는 것은 의사가 '알약 공장'을 운영하고 있다는 신호일 수도 있기 때문이었다. 모르핀이나 옥시코돈과 같은 2급 마약에 대한 처방전을 모니터링하는 주(뉴욕주 등)에서는 특히 처방 약물 남용 사태에 대응하기 위해 이러한 시스템을 도입했다.

수년 동안 제약 회사와 미국의사협회는 처방전 모니터링을 극렬하게 반대해 왔다. 그러던 중 1990년대 초 통증 치료 운동이 힘을 얻게 되자, 오피오이드 옹호자들은 의사들이 법 집행 기관의 레이더망에 걸릴 것을 두려워하기 때문에 처방전 모니터링이 합법적 처방에 '냉각 효과'를 가져온다고 주장하며 캠페인에서 주도적인 역할을 맡았다.

모니터링에 반대하는 대표적인 목소리는 위스콘신대학교의 싱크탱크 책임자인 데이비드 조란슨이었다. 원래 '통증 치료 그룹Pain Treatment Group'으로 불리던 이 연구 기관은 나중에 '통증 및 정책 연구 그룹Pain and Policies Studies Group'으로 이름을 변경했다. 경력 초기, 위스콘신주 규제물질위원회에 소속되어 있다가 1980년대 후반부터 암 통증 치료 개선을 위한 연구 부서로 이동한 조란슨은, 얼마 후 정부를 떠나 통증 치료 옹호 활동에 전념했다. 여기에는 모르핀에 대한 금기가 여전히 존재하던 개발도상국에서 더 나은 암 통증 치료법을 홍보하는 일도 포함되었다.

그러나 1990년대 초에 발표한 몇 편의 논문에서 조란슨은 처방전 모니터링의 법 집행 가치가 거의 입증되지 않았으며, 이에 따라 의사가 마약성 진통제가 필요한 환자에게 처방전을 작성하는 것이 제한된다고 주장했다. 조란슨은 법 집행 기관과 통증 환자의 요구를 '균형 있게' 충족시킬 접근 방식이 필요하다고 공개적으로 주장했다. 그러나 오피오이드 옹호자들에게 '균형'이란 단어는 본질적인 목적을 감추기 위해 사용하는 단어일 뿐이었다. 예를 들어, 여러 주에서 서류 제출 대신 전자양식을 도입해 처방전 모니터링에 대한 의사들의 불만을 수용하려고 하자 조란슨은 이에 대해서도 반대했다. "이러한 처방전 양식은 통증을 호소하는 환자에게 최소량 이상을 처방할 경우 경찰이나 면허 당국으로부터 원치 않는 주목을 받을 수 있다는 메시지를 의사들에게 전달할 수 있습니다." 조란슨과 다른 공동 저자는 오피오이드 옹호 간행물인 〈미국 통증 협회 회보American Pain Society Bulletin〉 1993년 호에서 이렇게 주장했다.

당시 제약 산업에 비판적인 입장을 취하던 건강 연구 그룹Health Research Group의 닥터 시드니 울프와 같은 몇몇 의료 전문가들은 처방전 모니터링이 의료 행위에 '냉각 효과'를 가져온다는 이들의 주장을 뒷받침할 증거가 거의 없다고 지적했다. 그러나 1990년대 중반이 되자 통증 치료 운동은 주 및 국가 차원에서 처방 모니터링 시스템을 구축하려는 의회의 이니셔티브를 무력화할 만큼 강력해졌다.

그 무렵에는 언론에서도 이 운동의 메시지를 대중에게 전달했다. 1997년 봄 두 달 동안 〈유에스 뉴스 앤드 월드리포트U.S. News & World Report〉는 '고통 속의 자비The Quality of Mercy'이라는 제목의 기사를 게재했고,

〈포브스*Forbes*〉는 '모르핀 신화The Morphine Myth'라는 기사를 내보냈다. 일부 기자들은 포트노이가 인용한 세 건의 연구 데이터를 근거로 마약성 진통제에 중독 위험이 거의 없다는 사실이 드러났다고 떠들었지만, 연구 결과가 실제로 무엇을 의미하는지는 확인조차 하지 않았다.

다른 언론에서도 통증과의 전쟁을 극적으로 묘사하며 의료계의 '그릇된 통념'과 과도한 규제 조치, 정부의 간섭으로 인해 환자들이 필요한 약을 받지 못하고 있다고 했다. 1997년 〈플레이보이*Playboy*〉 잡지는 "이길 수 있는 전쟁이 필요했던 미국 정부가 … 의사들의 진료실을 급습했다"고 주장했다. 기사는 이렇게 이어졌다.

> 마약단속국과 연합한 주 정부 요원들은 마약성 진통제를 처방하는 곳이면 어디든 마약 밀매가 뒤따를 것이라는 가정하에 전국적으로 통증 클리닉을 급습했다. 이러한 가설을 바탕으로 정부는 모든 환자를 범죄자로 만들고 의사가 환자를 포기하도록 겁을 주었다.

그러나 언론은 과학의 오용, 그리고 통증 치료 운동과 제약 산업 간의 재정적 유대 관계에 대한 중요한 사실을 간과하고 있었다. 제약 회사에서는 러셀 포트노이 같은 연구자뿐만 아니라 오피오이드 처방 확대를 주장하는 자문 의사 및 거의 모든 통증 치료 전문가의 연구 자금을 지원했다. 또한 미국 통증 재단American Pain Foundation과 같은 '환자' 옹호 단체와 통증 전문가를 대표하는 두 개의 주요 단체인 미국 통증 협회American Pain Society, APS 및 미국 통증 학회American Academy of Pain Medicine, AAPM에 막대한 보조금을 지원했다. 1997년에만 퍼듀 파마는 이들 두 단체가 구성한 공동 위원회의 활동을 지원하기 위해 50만 달러를 기부했는데, 이 위원회에서는 강력한 마약성 진통제의 광범위한 의학적 사용을 촉구하는 보고서를 발표했다.

제약 회사들은 또한 위스콘신대학교의 데이비드 조란슨이 이끄는 통증 및 정책 연구 그룹에도 자금을 지원했다. 이 그룹은 로버트 우드 존슨 재단Robert Wood Johnson Foundation과 같은 일부 비영리 단체의 지원을 받기도 했지만, 얀센 제약Janssen Pharmaceuticals, 놀 제약Knoll Pharmaceuticals, 오쏘 맥닐Ortho-McNeil과 같은 오피오이드 제조업체에서 대부분의 자금을 제공했다. 이 중에서 후원금 규모가 가장 큰 곳은 기부액이 수십만 달러에 달하는 퍼듀 파마였다.

오피오이드 옹호자들과 (퍼듀와 같은) 기업 간의 이념적 유대는 금전적 유대보다 훨씬 더 강력했다. 마약성 진통제의 보다 적극적인 사용을 촉구하는 많은 전문가들은 퍼듀를 이윤을 추구하는 기업이 아니라 통증 치료 개선이라는 고귀한 사회적 대의에 동참하는 동맹으로 여겼다. 메모리얼 슬론 케터링에서 러셀 포트노이의 동료였던 캐슬린 폴리는 1996년 인터뷰에서 "저는 그들을 교육 분야의 동료로 여깁니다"라고 말했다. "교육을 원한 곳은 정부도 국립암연구소도 아니었어요. 통증 치료를 개선하고자 한 곳은 제약 회사였습니다."

많은 의사들은 미국 통증 협회와 같은 전문가 단체의 지침이 약물 치료를 지지하는 방향으로 바뀌는 것을 지켜보며 당혹감을 감추지 못했다. 한 임상 심리학자는 "APS(American Pain Society의 약자로 미국 통증 협회를 가리킨다 - 옮긴이)는 사실상 미국 제약 협회American Pharmaceutical Society를 의미하는 셈입니다"라고 말했다. 한편, 만성 통증에 대해 비

51

약물 치료를 옹호하는 사람들의 영향력은 다른 이유로도 사라지고 있었다. 연구에 따르면 마이애미대학교를 비롯한 다학제 프로그램에 참여한 만성 통증 환자는 통증이 호전되긴 했지만 재발률이 높은 것으로 나타났다. 또한 관리형 치료의 시대가 본격화되면서 비약물적으로 통증을 치료하는 사람들은 심리치료사와 마찬가지로 경제적 압박에 직면했다. 보험사는 약값은 지불했지만, 최대 2만 달러에 달하는 다학제 치료 센터의 치료 및 재활 프로그램에는 비용을 지불하지 않았기 때문이다.

이를 비판하는 목소리도 있었다. 통증 전문가인 닥터 데니스 터크는 1996년 〈통증 및 증상 관리 저널Journal of Pain and Symptom Management〉에 게재된 논문에서 통증 치료에 대한 다학제적 접근을 옹호하는 전문가와 오피오이드를 선호하는 전문가의 견해 모두가 잘못되었으며, 이는 그들의 관점이 소규모의 특정 환자군에 의해 형성되었기 때문이라고 했다. 터크는 다학제 신봉자들이 극도로 치료가 어려운 증상을 지닌 환자에게 마약성 진통제가 효과가 없었다는 이유로 이들 약제를 부당하게 무시했다고 주장했다. 또한 오피오이드 옹호자들이 암 환자라는 제한된 집단에 기반한 경험을 통증 환자군 전체에 확대 적용하고 있다고 경고했다.

같은 논문에서 약물 남용 분야의 권위자인 다트머스 의과대학 소속 닥터 세든 새비지는 이와는 조금 다른 경고의 목소리를 냈다. 새비지는 일반적으로 알려진 통상적인 약물 남용 비율(3~16%, 주요 인용되는 수치는 10%)이 강력한 마약성 진통제를 장기간 복용하는 통증 환자에도 해당할 수 있다고 주장했다. 또한 통증 환자의 중독 위험은 오피오이드 사용 기간이 길어질수록 증가할 가능성이 크다고 했다. 새비지는 "치료 목적으로 오피오이드를 사용하는 것에 대한 모든 우려 사항이 약물과 무관하다고 주장하고 싶을 것이다"라고 기술하며 다음과 같이 덧붙였다.

> 하지만 이는 명백한 오류다. 만성 통증 치료에 오피오이드 장기 사용 가능성을 열정적으로 받아들인 많은 통증 전문의들은 급성 통증과 암 통증에 대한 과거의 경험에서는 볼 수 없었던 예상치 못한 결과에 놀랐는데, 이는 각 환경에서 임상 변수가 크게 다르기 때문이다. 오피오이드 사용에 대한 그동안의 경고는 근거가 없는 것이 아니다.

1990년경, 러셀 포트노이는 당시 코네티컷주 노워크에 위치한 퍼듀 본사를 방문했다. 그는 회사 최고 경영진과 과학자들을 만나 만성 통증 환자에게 투여할 수 있는 강력하고 오래 지속되는 오피오이드를 개발할 것을 촉구했다. 후에 포트노이는 회사 관계자들이 자신의 아이디어에 그다지 흥미를 보이지 않았다고 회상하며, 이유는 간단하다고 말했다. 당시에는 의사와 환자 모두 퍼듀의 MS 콘틴과 같은 지속형 오피오이드가 불치병이라는 낙인을 찍는 최후의 수단이라고 생각했기 때문이다.

"퍼듀에서 아무런 연락도 받지 못했습니다." 포트노이가 말했다. "과격한 제안이었고, 부정적인 이미지가 강하다고 생각했겠죠."

하지만 포트노이가 방문했을 무렵 퍼듀는 이미 옥시콘틴이라 불리게 될 약물을 구상하고 있었고, 곧 마약성 진통제에 대한 의사들의 생각을 바꾸기 위한 대규모 캠페인을 시작하게 된다. 포트노이가 이 캠페인의 토대를 마련했지만, 퍼듀의 소유자이자 대중에게는 잘 알려지지 않은 새클러 가문은 이 캠페인에 없어서는 안 될 핵심 역량을 지니고 있었다. 바로 탁월한 제약 마케팅 기술이었다.

몇 년 후, 옥시콘틴을 홍보하기 위해 퍼듀에 고용된 영업 사원은 퍼듀 설립에 기여한 세 명의 새클러 형제 중 한 명인 닥터 레이먼드 새클러와의 첫 만남을 회상했다. 여든 살의 레이먼드 새클러는 신입 직원들에게 옥시콘틴에 대한 전망과 이 약물이 퍼듀를 제약 업계의 강자로 만들 수 있는 방법을 열정적으로 설명했다. "옥시콘틴은 달로 가는 티켓입니다." 그는 이렇게 선언했다.

| 3장 |

덴두르의 비밀

레이먼드 새클러가 옥시콘틴에 희망을 걸기 40여 년 전인 1962년, 그의 형인 닥터 아서 새클러가 미국 상원의원들 앞에 섰다. 오해의 소지가 있는 주장이나 전략을 내세운 의약품 광고를 조사하는 청문회에 증인으로 출석한 것이었다.

오늘날 제약 회사가 의사에게 직접 처방약을 광고하고 마케팅하는 것은 당연한 일이다. 하지만 1962년 당시 제약 업계는 이런 방식을 채택한 지 얼마 되지 않았었다. 비평가들은 이 전략이 기만적인 판촉과 의약품의 품질 저하로 이어질 것을 우려했다. 아서 새클러는 미국 최대의 제약 마케팅 전문 광고 대행사인 윌리엄 더글러스 맥아담스William Douglas McAdams를 운영하고 있었다. 이 대행사는 새클러가 제약 산업의 홍보 분야를 장악하고 있다는 것을 가장 잘 드러내는 존재였다. 그의 사업적 이해관계는 너무 방대하고 복잡해서 그 전모는 그가 죽은 후에야 밝혀지게 된다.

아서 새클러는 비범한 의지력과 결단력을 지닌 인물이었다. 주변에서는 그를 과학에 대한 열정과 기업가적 비전을 지닌 르네상스적인 인물로 묘사했다. 새클러는 의대생 시절에도 의약품 광고 카피라이터로 일했고, 이후 제약 마케팅 회사의 임원으로 일하면서 유명 정신의학 연구소의 책임자를 역임했다.

1940년대부터 새클러는 의약품의 제조, 마케팅, 광고, 판매의 모든 측면을 아우르는 거대한 산업을 구축했다. 그는 자신의 광고 대행사에서 처방약에 대한 홍보 캠페인을 제작하는 한편, 전 세계 거대 제약 회사들과 컨설팅을 진행해 그들의 약품을 치료제로 홍보할 수 있는 질환을 정하는 데 도움을 주었다. 또한 신약에 관한 연구 기사를 싣는 다수의 학술 저널을 관리하면서, 광고를 의뢰한 고객사가 생산한 신약에 대해 우호적인 글을 작성하기도 했다. 새클러가 소유한 격주간 신문인 〈메디컬 트리뷴Medical Tribune〉은 전국 16만 8000명의 의사에게 무료로 배포되었으며, 때로 광고를 게재하는 제약 회사의 입장을 반영하기도 했다.

새클러는 제약 회사가 의사와 의약품의 최종 소비자인 환자에게 다가갈 수 있는, 눈에 잘 띄지는 않지만 꽤 효과적인 창구를 만들었다. 그는 인포머셜infomercial(정보를 뜻하는 information과 광고를 의미하는 commercial의 합성어로, 제품에 대한 정보를 제공해 구매를 자극하는 광고 방식 - 옮긴이)의 탄생을 주도했는데, 이는 훗날 보편화된 제약 홍보 수단으로 자리 잡았다. 한편, 1960년대에는 그가 경영하는 여러 회사에서 신문과 기타 출판물에 무료로 '기사'를 작성해 배포했는데, 이 기사는 사실 그의 고객사가 판매하는 제품에 대한 홍보 자료였다. 추후 퍼듀는 옥시콘틴 판매를 늘리기 위해 당시의 통증 치료가 부적절하다는 점을 부각하는 '설문지'를 배포하며 이러한 전략을 사용했다.

1962년 상원 청문회에 출석한 아서 새클러는 전설적인 민주당 테네시주 상원의원 에스테스 케포버의 적대적인 질문에 직면했다. 케포

버는 같은 해 선천적 기형을 유발하는 진정제인 탈리도마이드^{thalidomide}에 대해 대중에게 최초로 경종을 울렸으며, 제약 업계의 의약품 테스트 및 마케팅 방식을 비판하는 데 앞장선 인물이었다. 그는 새클러에게, 홍보성 기사를 배포하는 소규모 회사인 메디컬 앤드 사이언스 커뮤니케이션 어소시에이츠^{Medical and Science Communications Associates}와의 관계에 대해 물었다.

새클러는 윌리엄 더글러스 맥아담스가 메디컬 앤드 사이언스 커뮤니케이션즈와 협업했다는 사실을 인정했다. 그러나 그는 이 회사가 자신의 광고 대행사와 같이 뉴욕의 렉싱턴 애비뉴에 있었음에도 불구하고, 자신은 이 회사의 활동에 어떠한 영향력도 행사하지 않았다고 단호하게 말했다.

새클러는 "저는 메디컬 앤드 사이언스 커뮤니케이션즈의 주식을 보유한 적이 없으며, 임원이었던 적도 없습니다"라고 선을 그었다.

엄밀히 말하면 그의 증언은 사실이었다. 메디컬 앤드 사이언스 커뮤니케이션즈의 임원이나 주주 명단에는 그의 이름이 없었다. 그러나 실제로 회사의 유일한 주주는 아서의 전처이자 그가 결혼한 세 명의 여성 중 첫 번째인 엘스 새클러였다. 아서 새클러는 자신이 개입했다는 사실을 감추기 위해 관행적으로 회사 문서에 아내, 자녀 또는 사업 파트너의 이름을 넣었다.

새클러는 청문회를 무사히 마치고 평판에 흠집이 나지 않은 채 돌아갔다. 그는 자신의 회사에서 만든 광고가 과장이 아닌 과학에 근거한 것임을 주장하기 위해 연구 시설 책임자로서의 경력, 60편의 학술 논문 게재, 권위 있는 단체의 회원 자격 등 본인의 탄탄한 의학적 배경을 언급하며 당당하게 대처했다. 그는 관료와 국회의원에 대한 경멸을 은연중에 내비치면서도 사업에 관한 세부 사항은 공개하지 않았다. 마케팅 천재답게, 아서 새클러는 실체를 숨기고 허상을 만들어 낸 후 홀연히 자취를 감췄다.

퍼듀를 설립한 세 명의 새클러 형제 모두 비밀리에 사업을 운영하는 것을 선호했지만, 특히 자타공인 가문의 수장이었던 아서는 더욱 그랬다. 그는 자신 외에는 누구도 따르지 않았으며, 스스로 정한 규칙에 따라 행동했다. 아서는 자신의 영역에서 모든 것을 지배했고, 때로는 형제인 모티머와 레이먼드까지 통제했다.

새클러가 사망한 후 윌리엄 더글러스 맥아담스의 한 고위 임원은 변호사에게 아서와 그의 형제들 간의 사업 관계를 설명하면서 "제 생각엔 아서가 전부였습니다"라고 말했다. "법적으로는 '계열사'라고 할 수 있는 여러 회사로 나뉘어 있고, 이들 회사는 법적 실체가 있습니다. 하지만 제가 보기엔 모든 게 아서의 손바닥 안에 있었어요."

새클러는 자신이 벌어들인 막대한 재산으로 세계적으로 유명한 아시아 유물, 유럽 청동기, 정교한 마졸리카 도자기 컬렉션 등을 구입하며 말년을 보냈다. 그는 노벨상을 수상한 화학자 라이너스 폴링과 친구였고, 이집트 대통령 안와르 사다트, 이스라엘 국방부 장관 모셰 다얀과 예술과 정치에 관해 이야기를 나누기도 했다. 화가 마르크 샤갈, 조각가 이사무 노구치, 오페라 가수 리처드 터커 등 당대의 문화 아이콘들과도 교류를 이어갔다.

오늘날 새클러의 이름은 전 세계 박물관과 의과대학 등 수많은 기관에 새겨져 있다. 뉴욕 메트로폴리탄 미술관에는 아서 새클러가 동생들과 함께 지원한 자금으로 만든 새클러 윙이 있다. 유리로 둘러싸인 이 건물에는 이집트 파라오 시대의 보물들이 전시되어 있는데, 특히 두 개의 기둥이 받치고 있는 거대한 석조 건물인 덴두르 신전이 뉴욕으로 옮겨져 새클러 윙 내부에 재건되었다. 그 외에도 워싱턴 D.C. 스미소니언 박물관(아서 새클러 갤러리), 매사추세츠 하버드대학교(아서 새클러 박물관), 중국 북경대학교(아서 새클러 미술고고학 박물관)에도 새클러의 이름을 딴 건물이 있다.

그의 기부 덕분에 새클러는 보잘것없는 출신 배경을 뛰어넘어 상류 사회에 진입할 수 있었다. 동유럽에서 온 유대인 이민자의 아들이었던 아서 새클러는 당시 노동자 거주 지역이었던 뉴욕 브루클린의 플랫부시에서 태어나고 자랐다. 대공황 시절 아버지의 사업이 실패했고, 아서는 나중에 작은 식료품점을 열었다. 그는 가족을 경제적으로 돕기 위해 지역 신문 및 기타 출판물에 광고를 실었다. 1933년 뉴욕대학교를 졸업한 후에는 같은 학교에서 의학을 공부한 뒤 의사 자격을 취득했다.

아서는 처음부터 여러 분야를 거침없이 넘나들었다. 1944년에는 윌리엄 더글러스 맥아담스의 대표이자 뉴욕 퀸스에 있는 크리드무어 주립병원의 정신과 레지던트가 되었다. 광고 사업은 계속 번창했고, 아서는 자신의 경력을 살려 정신생물학 연구소의 소장이 되었다. 1950년대가 되자, 사업으로 부를 축적해 자신이 근무하던 연구소에 보조금을 지원할 정도가 되었다. 비즈니스가 가져다준 성공이 없었다면 아서 새클러는 저명한 연구자가 되었을지도 모른다. 그는 정신 질환의 화학적 특성을 이해하려는 초창기 연구에서 중요한 역할을 했다. 1950년대 초,

아서는 크리드무어의 동료들과 함께 조현병 환자의 혈액 검사 결과가 정신적으로 건강한 사람의 것과 다르다는 내용의 논문을 다수 발표했다. 그들은 중증 정신 질환 여부를 선별하기 위한 혈액 검사도 개발하려 했다.

또한 새클러는 현대 의약품 광고 산업의 대부로서, 수십 년이 지난 지금도 제약 회사에서 사용하는 마케팅 및 홍보 기법의 많은 부분을 개발하거나 개선했다. 과거에는 제약 회사가 의사에게 처방약을 직접 광고하지 않았고 의학 학술지에 광고를 게재하지도 않았지만, 아서 새클러는 이 모든 것을 바꾸었고, 그 과정에서 제약 산업과 진료 방식 모두를 변화시켰다.

광고 분야에서 새클러의 경력은 제2차 세계대전 이후 시작되었다. 당시 제약 산업은 커다란 변화를 겪고 있었다. 제약 회사들은 '새로운' 또는 '개량된' 약품을 만들기 위해 생산 약품의 종류를 대폭 확대하는 동시에 각 약품의 수명을 단축하기 시작했고, 새로운 항생제, 진정제, 향정신성 약물이 쏟아져 나오면서 이전에는 치료가 불가능했던 질병을 치료할 수 있다는 희망을 주는 '경이로운' 약물의 시대가 열렸다.

또한 제약 회사 영업 사원이 의사를 만나 신약을 소개하는 방식을 넘어, 1952년 새클러는 미국 최고의 의학 학술지 중 하나인 〈미국의사협회지*Journal of the American Medical Association, JAMA*〉에 화이자의 새로운 항생제를 홍보하는 컬러 광고를 삽입하도록 했다. 이것은 주요 학술지에 게재된 최초의 의약품 광고였으며, 제약 회사와 의사 간의 재정적 이해관계가 더욱 긴밀해지는 시대를 예고했다.

아서 새클러는 의약품의 광고, 마케팅 및 홍보가 의사들이 빠르게 변화하는 의약품의 현황을 파악하는 데 중요한 역할을 한다고 믿었다. 1950년대 인터뷰에서 그는 제약 회사가 의약품 광고에 투자한 돈의 약 20%만이 직접적인 브랜드 홍보에 사용되며 대부분의 자금은 의사 교육에 쓰였다고 설명했다.

아서는 "광고에 책정된 금액의 대부분은 주로 정보 제공 및 교육에 쓰입니다"라고 말했다. "따라서 '광고 예산'은 잘못된 용어죠. 자동차를 안전하고 적절하게 사용하기 위해 안전 운전 및 사고 예방 캠페인을 벌이는 것과 마찬가지로, 이러한 '홍보'는 의약품의 안전하고 적절한 사용을 위해 필수적입니다."

새클러는 의사 교육이라는 틀 안에서 의약품을 마케팅하는 또 다른 방법을 개발했다. 그러자 새클러의 사례에서 영감을 받은 거의 모든 제약 회사가 의료 전문가를 위한 평생 교육 과정continuing-medical-education, 즉 CME를 후원하기 시작했다. 이 강좌는 한 시간 정도 진행되었는데, 새로운 의약품을 소개하거나 홍보하는 수단으로 사용되기도 했다. 수십 년 후, 퍼듀는 통증에 대한 부적절한 치료 및 옥시콘틴과 같은 지속형 마약성 진통제를 사용해 통증을 더욱 적극적으로 해결해야 할 필요성을 강조하고자 CME 후원에 적지 않은 비용을 지출하게 된다.

아서 새클러는 약을 판매하는 새로운 방법을 만들었을 뿐만 아니라 미국인의 삶에 새로운 장을 열었다. 여러 증상과 질환에 대한 빠른 해결책으로 알약을 사용하기 시작한 것이다. 1960년대의 대표적인 진정제인 리브륨Librium과 발륨Valium은 재클린 수잔의 소설『인형의 계곡 Valley of the Dolls』(뉴욕에 거주하는 세 여성이 연예계 정상에 오르기까지의 여정과 약물과의 투쟁을 그린 작품 - 옮긴이)과 롤링 스톤스의 히트곡 〈엄마의 작은 도우미Mother's Little Helper〉(1960년대 주부들의 마약성 진통제 사용에 대해 풍자적으로 경고한 노래 - 옮긴이) 덕분에 불멸의 약물이 되었다. 이 두 약물은 아서 새클러의 천재적인 마케팅 덕분에 각 가정의 필수 상비 약품으로 자리 잡았는데, 이는 당대 최고의 홍보 성공 사례로 꼽힌다.

리브륨과 발륨은 약리학적으로 벤조디아제핀benzodiazepine 계열의 약물에 속한다. 두 약물 모두 환자를 진정시키는 작용을 하지만 중독 위험이 있다. 하지만 아서는 이 약품의 생산업체인 스위스 호프만-라 로슈의 자문 의사로 일하면서 두 약물이 완전히 다른 것처럼 교묘하게 홍보했다. 그러자 의사들은 서로 다른 질환에 대해 두 약물을 모두 처방할 수 있었고, 이들은 서로의 매출을 잠식하지 않았다. 아서는 먼저 출시된 리브륨을 '불안' 치료제로 차별화하는 한편, 걱정과 강박이 혼재된 별도의 정신 상태(그는 이를 '정신적 긴장'이라고 불렀다)에 대해서는 발륨을 홍보했다.

이러한 전략을 바탕으로, 호프만-라 로슈의 미국 자회사인 로슈 연구소는 제약 업계에서 전례가 없는 거금인 1억 5000만~2억 달러를 들여 같은 약을 다르게 홍보했다. 1973년 존 페카넨이 저서 『아메리칸 커넥션The American Connection』에서 설명했듯이, 이 자금은 의사와 대중 모두를 대상으로 사상 초유의 의약품 마케팅 캠페인을 펼치는 데 사용되었다. 페카넨은 이렇게 썼다.

1960년대 기분 전환제mood drug에 대한 제약 업계의 캠페인은 질병의 범위를 터무니없이 넓혔다. 그 결과 일상생활에서 겪는 불쾌감과 실망감을 비롯한 모호한 증상까지 모두 질병에 포함되었다. 이 모두가 약물 복용을 고려할 만한 후보였다. 광고에 담긴 내용이 거짓은 아니었지만, 그 함의는 대개 사실이 아니었다. 로슈 연구소는 진정제 쌍둥이를 다양한 '질병'에 사용할 수 있다고 홍보하면서도, 같은 문제를 치료하기 위해 리브륨과 발륨을 동시에 사용하지 않게 하고자 주의를 기울였다. 그러나 광고에 반복적으로 노출되면서 긴장, 불안, 근육 경련, 심지어 미래에 대한 걱정 등 진료실에서 털어놓는 모든 문제의 답은 약물 복용으로 귀결되었다. 빠른 맥박, 실신, 숨 가쁨, 월경 누락, 안면 홍조, 공포, 우울 등은 모두 진정제, 흥분제, 항우울제 또는 이 모든 약물을 사용하기에 적합한 증상이었다. 모든 것에 대한 화학적 해결책이 있었던 것이다.

이미 부자였던 아서 새클러는 리브륨과 발륨으로 막대한 부를 축적했다. 호프만-라 로슈와의 계약 조건에 따라 그는 판매량에 따른 인센티브를 받았다. 약물의 성공적인 판매에 감격한 스위스 제약 회사는 새클러에게 향후 광고 작업에 대한 선금으로 수백만 달러의 무이자 대출을 제공했고, 새클러는 이 돈을 주식 시장에 투자해 더 큰 부를 쌓았다.

많은 사람이 아서 새클러를 자수성가한 인물로 보았지만, 과학의 베일 뒤에 탐욕을 숨긴 냉혹하고 무자비한 경쟁자로 본 사람도 있었다. 의약품 광고 산업을 변화시키는 과정에서, 새클러는 의사에게 호의를 베풀고, 제약 회사의 주장을 뒷받침하는 자문 의사와 전문가에게 막대한 비용을 지출하고, 독립적인 의료 이익 단체에 자금을 지원하고, 업계의 대변인 역할을 하는 출판물을 간행하고, 마케팅 목적으로 과학 연구를 노골적으로 유용하는 등 가장 논란이 많고 문제가 되는 관행을 도입하는 데에도 일조했다.

그의 광고 회사는 약물을 합법적으로 만들어진 과학적 산물로 보이게 하는 대신, 세련되진 않더라도 생동감이 느껴지게 만드는 기법을 활용했다. 한번은 화이자 연구소에서 생산한 시그마마이신Sigmamycin이라는 항생제를 홍보하는 브로슈어를 제작했는데, 여러 도시에 있는 의사들의 명함을 사용해 마치 이들이 이 약의 효과를 보장하는 것처럼 했다. 명함에는 의사의 주소, 전화번호, 근무 시간이 표시되어 있었다. 하지만 호기심 많은 기자가 명함에 나온 번호로 연락을 시도한 결과, 그들은 실제로 존재하는 사람이 아니라는 사실을 알게 되었다.

아서 새클러를 위해 일하는 카피라이터들은 실제 의사 및 의학 연구자들의 연구도 재구성했다. 1950년대에 윌리엄 더글러스 맥아담스가 제작한 주간 뉴스레터(의사들에게 무료로 배포했다)에 제약 회사 업존 컴퍼니Upjohn Company에서 출시한 '행복한 아기 비타민'의 새로운 광고가 게재되었다. 우연히도 이 비타민(피리독신, 즉 비타민 B6)은 지마베이직 드롭스Zymabasic Drops라는 업존 제품의 성분이기도 했다. 잠이 부족한 아버지가 아기를 안고 있는 모습을 그린 이 광고에는 다음과 같은 문구가 적혀 있었다.

늘 깨어 있으면서 아빠를 보행기처럼 이용하는 아기. 그 원인은 단순히 비타민 B6가 부족하기 때문일 수 있습니다. 유아용 분유와 모유로는 이 '행복한 아기 비타민'을 충분히 공급하지 못하는 경우가 많습니다. 아기에게는 네 가지 비타민이 모두 함유된 분유인 지마베이직이 필요합니다. 여기에는 비타민 A, D, C와 비타민 B6가 모두 들어 있습니다.

1958년, 미국 소아과학회에서 발행하는 학술지인 〈소아과학*Pediatrics*〉의 편집자였던 닥터 찰스 메이는 조사에 착수했다. 갑자기 비타민 B6가 함유된 유아용 보충제가 쏟아져 나왔기 때문이다. 놀란 그는 과학자들에게 연락을 취해 제약 회사가 그들의 연구 결과를 올바르게 광고하고 있는지 확인하고자 했다.

1958년 7월, 메이는 해당 연구자들에게 편지를 보내 "유아의 식단에 비타민 B6 보충제를 사용하도록 조장하는 사람들이 당신의 연구를 적절하게 사용했다고 생각하는지 알려주십시오"라고 물었다. 그들의 반응은 한결같이 "아니오"였다. 그중 한 명인 텍사스대학교의 아릴드 한센은 비타민 B6가 배앓이하는 아기에게 미치는 영향에 대한 자신의 연구는 예비 연구에 불과하고 결론이 모호하기 때문에 연구를 중단했다며, "우리는 '행복한 아기 비타민' 같은 것이 존재한다고 한 적이 없습니다"라고 답했다. 아서 새클러의 회사나 업존에서 자신들의 연구가 제품 홍보에 인용되고 있다는 사실을 알려주었다고 답한 사람은 아무도 없었다. 40여 년 후, 보스턴 공동 약물 감시 프로그램의 닥터 허셸 직도 같은 상황에 처했다. 이번에는 옥시콘틴이 그 대상이었다.

자신의 영역에서 제왕으로 군림하던 아서 새클러는 다른 사람을 성공 가도로 이끌거나 나락으로 떨어뜨리는 행위를 일삼으며 직원과 비즈니스 동료들에게 충성심과 공포를 불러일으켰다. 그는 자신의 방대한 출판 제국을 이용해 친구와 동맹 기업의 이익을 도모하고, 자신과

대척점에 선 사람들을 괴롭혔다. 새클러가 의사들에게 배포한 신문인 〈메디컬 트리뷴〉은 그가 자신의 철학과 정치적 견해를 알리는 데 가장 선호한 수단이었다. 그는 이 매체의 '의학에 대한 단상One Man and Medicine'이라는 칼럼에 기고하며 규제 당국이 지나치다고 비난했고, 자유로운 연구를 찬양했으며, 때때로 다른 산업을 비꼬기도 했다. 또한 업계 고객, 특히 오리지널 처방약(브랜드 의약품)을 생산하는 대형 제약 회사를 옹호하기도 했다.

정부 규제 당국을 제외하면 새클러와 그의 고객들에게 최대의 적은 '제네릭' 의약품 제조업체, 즉 브랜드 의약품의 특허가 만료될 때까지 기다렸다가 저렴한 복제약을 만들어 내는 기업이었다. 새클러는 제네릭 의약품이 더 비싼 브랜드 의약품만큼 효과적이지 않을 수 있다고 주장했고, 〈메디컬 트리뷴〉에 제네릭 의약품을 '적색 위협Red menace(냉전 시대 공산주의의 위협을 가리키는 용어 − 옮긴이)'으로 묘사하는 기사를 게재했다. 이 중 하나는 '효과가 떨어지는 제네릭 투여 후 조현병 환자 난동'이라는 제목의 기사로, 재향군인병원에서 환자에게 브랜드 의약품인 토라진Thorazine 대신 제네릭 의약품을 투여하자 "엄청난 혼란이 발생했다"고 기술했다. 기사에서는 11명의 환자가 토라진 투여 후 다시 안정적 상태로 전환될 때까지 난동을 부렸으며, 토라진을 투여하자 "마치 스위치가 켜진 것처럼" 행동이 정상으로 돌아왔다고 했다. FDA에서는 이 사건을 조사한 결과 〈메디컬 트리뷴〉에 인용된 기사에는 과학적 결함이 있기 때문에 제네릭의 안전성을 판단하는 데 전혀 도움이 되지 않는다고 발표했다.

아서의 두 형제인 모티머와 레이먼드는 매우 총명하고 뛰어난 인물로, 예술, 과학, 의학 분야에 아낌없는 기부를 했다. 그러나 그들은 아서가 구축한 세계의 일부였으며 형의 그늘에서 일생을 보냈다. 아서는 모티머보다 세 살, 레이먼드보다 일곱 살 많았지만 두 사람을 형제라기보다는 자식이나 후계자로 대했다. 아서는 두 동생을 의과대학에 입학시켰고, 정신과 전공의 수련 과정을 지원했으며, 자신이 자금을 댄 크리드무어 연구소에서 일할 수 있도록 자리를 마련해 주었다. 1950년대 초 이 연구소에서 일했던 정신과 의사 스탠리 그레이엄은 아서가 동생을 직원처럼 대했다고 회상했다. "그는 모티와 레이를 포함한 모든 사람에게 해야 할 일을 하나하나 알려주었습니다."

1953년 모티머와 레이먼드가 매카시 시대의 충성 서약서에 서명을 거부해 크리드무어에서 해고되자, 아서가 나서서 형제들에게 새로운 일자리를 찾아주었다. 그는 이들을 의약품 제조 사업에 뛰어들게 했다.

———

수년 동안 아서 새클러는 제약 광고 고객사가 단돈 몇 푼으로 제품을 제조해 엄청난 마진을 붙여 판매하는 것을 지켜보았다. 새클러는 이 사업에 참여하고 싶었지만 고객사와 경쟁할 수는 없다고 판단해 차선책을 택했다. 제약 회사를 인수한 후 동생들에게 회사를 운영하게 한 것이다.

회사 이름은 퍼듀 프레드릭 컴퍼니Purdue Frederick Company였다. 뉴욕 그리니치빌리지의 크리스토퍼 스트리트에 위치한 이 회사의 뿌리는 1892년으로 거슬러 올라간다. 당시는 아편류, 알코올 또는 이 두 가지를 섞어 기분을 좋게 만든 묘약과 특허 의약품의 시대였다. 닥터 존 퍼듀 그레이와 조지 프레드릭 빙엄이 설립한 퍼듀 프레드릭은 그레이의 글리세린 토닉 컴파운드Gray's Glycerine Tonic Compound라는 만병통치약을 만들었다. 셰리주(스페인 남부 지방에서 생산되던 백포도주 - 옮긴이)가 듬뿍 들어간 이 약은 수십 년간 회사에서 가장 많이 팔린 제품 중 하나였다. 1937년 의사들에게 보낸 홍보 카드에는 이렇게 적혀 있었다. "겨울철 질환으로 지친 환자에게 그레이의 글리세린 토닉 컴파운드를 추천할 계절이 돌아왔습니다. 45년이 넘는 '세월의 시험'을 견뎌온 이 믿을 수 있는 토닉을 처방하세요." 1952년 새클러 가문이 회사를 인수했을 당시 연 매출은 2만 2000달러에 불과했다.

회사의 주인이 바뀐 후 출시한 첫 제품을 보면, 이들이 언젠가 옥시콘틴과 같은 강력한 진통제를 생산하게 될 거라고는 생각하기 어렵다. 1955년 퍼듀는 세노코트Senokot라는 완하제를 판매하기 시작했고, 3년 후에는 처방용 귀지 제거제인 세루메넥스Cerumenex를 제품 라인에 추가했다(두 제품 모두 성공을 거두었으며 여전히 판매되고 있다). 새클러는 제약 업계에서 쌓은 경험을 바탕으로, 퍼듀와 같은 소규모 개인 기업은 대형 제약 회사가 손대지 않은 분야에서 기회를 찾거나 틈새시장을 확보해야 성공할 수 있다는 사실을 알고 있었다. 수십 년 후, 이 아이디어는 그의 형제들이 간과되었던 또 다른 분야인 통증 치료에서 기회를 발견하도록 이끌었다.

1950년대만 해도 퍼듀 프레드릭은 모티머와 레이먼드 새클러가 운영하던 여러 의약품 관련 사업체 중 하나일 뿐이었다. 이들은 글루타바이트 코퍼레이션Glutavite Corporation이라는 회사도 소유하고 있었는데,

이 회사는 엘-글루타바이트l-Glutavite라는 제품을 판매했다. 〈메디컬 트리뷴〉은 엘-글루타바이트를 혼란스러운 정신에 활력을 불어넣는 '대사성 뇌 강장제'로 묘사한 광고를 게재했다. 그럴듯한 이름에도 불구하고, 엘-글루타바이트는 특허 의약품 시대의 퇴행을 초래한 제품이다. 이약은 MSG로 알려진 육류 연화제인 글루타민산나트륨과 비타민 B를 혼합한 것에 불과했다. 정신 흥분제라고 홍보하는 광고는 아서 새클러의 윌리엄 더글러스 맥아담스에서 만든 작품이었다.

1950년대 후반 제약 마케팅 산업의 폭발적인 성장은 〈새터데이 리뷰Saturday Review〉의 과학 부문 편집자 존 리어의 관심을 끌었다. 그는 이러한 판촉 공세를 공중 보건에 대한 위협으로 여겼다. 제약 회사에서는 환자를 치료하기 위해 여러 가지 항생제를 동시에 사용하도록 권장했는데, 이는 약물 내성 박테리아의 출현을 조장할 수 있는 위험한 관행이었다. 리어는 약품 생산과 홍보 간의 상호 의존성이 커지는 상황을 바로잡기 위해 몇 편의 탐사 기사를 쓰기 시작했다.

수십 년 전, 농무부의 사기를 폭로해 명성을 얻은 적이 있었던 리어의 취재는 이제 새클러 삼형제와 제약 산업을 규제하는 정부 기관인 FDA를 향했다.

리어가 처음 인터뷰한 대상은 항생제 규제 부서를 담당하던 헨리 웰치라는 FDA 임원이었다. 리어는 웰치가 항생제 관련 논문을 주로 게재하는 학술지인 〈항생제와 화학 요법Antibiotics and Chemotherapy〉 및 〈항생제 의학과 임상 요법Antibiotic Medicine and Clinical Therapy〉의 편집장이라는 사실을 알게 되었다. 리어가 학술지로부터 받은 돈에 대해 문제를 제기하자, 웰치는 해당 학술지는 제약 업계와 무관한 독립적인 기관이기 때문에 이해 상충이 발생하지 않는다고 주장했다. 그러나 리어의 기사로 촉발된 의회 조사 결과, 6년 동안 학술지가 웰치에게 지급한 28만 7000달러는 그가 감독한 항생제 제조업체에서 나온 것으로 밝혀졌다. 제약 회사들은 수백만 달러를 내고 저널에 실린 논문의 사본을 구매해 의사들에게 홍보 자료로 배포했다. 웰치가 받은 보상금에는 논문 사본 판매 금액의 7.5%에 해당하는 로열티가 포함되어 있었다. 항생제에 대한 연구 논문이 인쇄물로 나오기 전에 제약 회사에서 미리 읽고 편집할 수 있게 된 것도 우연은 아니었다.

웰치는 불명예스럽게 사임했다. 조사를 이어가던 리어는 제약 회사에서 MD 퍼블리케이션스^{MD Publications}라는 회사에 논문 사본 대금을 지불했고, 이 회사는 웰치에게 그의 몫을 지급했다는 사실을 알아냈다. MD 퍼블리케이션스의 대표는 펠릭스 마르티-이바네즈 박사라는 연구원이었지만, 리어는 그가 회사의 진짜 주인을 감추기 위한 허수아비에 불과하다고 생각했다.

마르티-이바네즈는 아서 새클러의 광고 회사 지사의 직원이었다. MD 퍼블리케이션스는 그 지사와 사무실을 공유했고, 그는 크리드무어에서 아서 새클러, 그리고 그의 두 형제와 함께 일한 적이 있었다. 웰치는 리어에게 마르티-이바네즈가 다른 두 명의 투자자와 MD 퍼블리케이션스의 소유권을 공유하고 있다는 사실을 인정했지만, 그들의 신원은 밝히지 않았다. 리어는 그들이 아서 새클러의 동생이라고 확신했다.

1962년 3월, 리어는 〈새터데이 리뷰〉에 새클러 형제에 대한 기사를 보도했다. 그는 새클러 형제를 존 D. 록펠러가 석유 산업을 장악하고 제이 굴드가 철도를 장악한 것과 마찬가지로 약물 홍보라는 새로운 산업에 지대한 영향력을 행사하는 거물로 묘사했다. 그리고 새클러 형제의 엘-글루타바이트 생산, 홍보 및 광고가 제약 산업 전반에 걸쳐 일어나고 있는 훨씬 더 큰 변화, 즉 약제 판매를 위한 대규모 마케팅 시스템으로의 진화를 상징한다고 설명했다.

사람들이 경외심 가득한 시선으로 바라보는 정신과 의사 세 명이 노화로 인한 정신 기능 저하를 막기 위한 수단으로 비타민이 섞인 향료 추출물을 밀어붙이는 모습은 참으로 안타까운 광경이다. 하지만 엘-글루타바이트 에피소드가 의미하는 바는 정신과의 범주를 넘어선다. 이는 한때 섬세한 예술에 가까웠던 처방약 투여가 환자의 개별성을 무시한 기계적인 행위로 전락했음을 보여준다.

새클러 형제가 주도한 약물 마케팅은 엘-글루타바이트에 그치지 않았다. 이들은 처방약의 모든 측면을 다뤘고, 의료계 및 제약 업계의 비판에도 불구하고 성공적으로 사업을 확장해 나갔다.

이제 리어는 헨리 웰치, MD 퍼블리케이션스, 새클러 형제 사이의 연관성을 파헤치기 시작했다. 그는 얽히고설킨 비즈니스 흔적을 하나로 모으기 위해 노력했다. 관련 회사들이 실제 소유권을 공개할 의무가 없는 비상장 회사여서 쉬운 일이 아니었지만, 아서를 위해 일했던 변호사와 회계사 등 새클러와 관련된 이름이 속속 등장했다. 리어는 1951년 웰치가 〈항생제와 화학Antibiotics and Chemistry〉이라는 새 저널의 편집을 담당할 것이라는 소식을 최초로 알린 곳이 아서가 소유한 언론사였다는 사실에 주목했다. 또한 그는 모티머 새클러가 다른 항생제 관련 학술지의 편집위원으로 재직 중이며, 윌리엄 더글러스 맥아담스에서 만든 항생제 시그마마이신 광고(존재하지도 않는 의사들의 명함이 실린 광고)에 그의 연구 논문이 인용되었다는 사실도 발견했다. 웰치는 FDA 임원으로 재직할 당시에 항생제 사용 증가라는 새로운 시대의 개막을 알리며 시그마마이신을 언급했다.

새클러 형제는 리어와 이야기를 나눈 적이 없었고, 리어는 그들과 MD 퍼블리케이션스 간에 이어진 마지막 연결고리를 찾지 못했다. MD 퍼블리케이션스를 둘러싼 복잡한 서류와 얽히고설킨 비즈니스 거래의 덤불은 너무 빽빽해서 뚫을 수 없었다. 리어가 자신의 주장을 입증했다면, 아서 새클러가 구축한 세계는 1962년에 무너졌을지도 모른다. 하지만 그러한 일은 일어나지 않았고, 얼마 지나지 않아 아서와 그의 형제들은 존 리어의 레이더망에서 벗어났다.

1970년대에 이르자 퍼듀 프레드릭은 여전히 규모는 작지만 매우 수익성 있는 사업체가 되었다. 모티머와 레이먼드 새클러도 엄청난 부를 축적했다. 퍼듀는 1966년 베타딘Betadine이라는 브랜드로 판매되는 소독제 제품 라인을 인수하면서 대박을 터뜨렸다(병원에서 수술 전 환자를 소독할 때 사용하는 주황색 소독제가 그중 하나다). 퍼듀에게 이 제품은 생산 비용이 낮고 수익률이 높은 이상적인 제품이었다. 베타딘은 1969년 우주비행사 닐 암스트롱이 역사적인 달 착륙 후 아폴로 착륙 모듈의 오염을 제거하는 데 사용하면서 세간의 주목을 받기도 했다.

이 무렵 새클러의 사업은 해외로 확장되었다. 회사의 미국 법인인 퍼듀 프레드릭과 가장 밀접한 관계를 맺은 건 코네티컷에 남아 있던 레이먼드였고, 모티머는 퍼듀의 영국 법인인 냅 파마슈티컬스^{Napp Pharma-ceuticals}라는 영국 회사를 포함해 유럽 쪽 사업을 주로 담당했다. 시간이 지나면서 새클러 가문은 호주, 캐나다, 독일, 일본의 제약 회사와도 관계를 발전시켰다. 하지만 새클러가 통증 치료 분야에 본격적으로 뛰어든 계기는 냅이 스코틀랜드의 의약품 생산 업체인 바드 래버러토리스^{Bard Laboratories}를 인수하면서부터였다.

바드 연구진은 모르핀에 적합한 서방형 기술을 개발했다. 1980년, 냅은 영국에서 MST라는 상품명으로 서방형 모르핀을 판매하기 시작했다. 4년 후, 퍼듀 프레드릭은 FDA에서 요구하는 엄격한 테스트를 거친 후 동일한 약물을 MS 콘틴이라는 이름으로 미국 시장에 출시했다. 모르핀을 기반으로 하는 이 약물은 옥시콘틴의 전신이었다.

당시 모티머와 레이먼드 새클러는 각각 68세와 64세였다. 두 사람은 평생 비즈니스 파트너로 지냈지만, 성격과 생활 방식은 크게 달랐다. 한 지인에 따르면, 두 사람은 때때로 충돌했고 퍼듀 이사회 회의 중에는 변호사들이 이들을 서로 떨어져 앉도록 했다. 레이먼드는 조용하고 내성적인 반면, 모티머는 외향적이었고 상류 사회의 활기찬 분위기를 즐겼다. 그는 형인 아서와 마찬가지로 세 번 결혼했다. 구두쇠로 소문난 아서와 달리 모티머는 런던, 영국 시골, 프랑스 앙티브, 알프스산맥의 오스트리아 리조트 마을에 궁전 같은 저택을 소유하고 있었다. 여름철 늦은 오후가 되면 손님들이 정기적으로 앙티브를 방문해 모티머와 함께 주사위 놀이를 즐겼고, 테니스 코치가 상주하며 새클러 가족과

손님들에게 레슨을 해 주었다. 모티머는 겨울이 되면 스키 강사를 고용해 알프스로 이동했다. 그는 아내에게 값비싼 선물을 아끼지 않았다. 두 번째 부인의 방대한 보석 컬렉션에는 48만 달러에 달하는 불가리 귀걸이 세트도 두 개 있었다.

모티머의 후한 인심은 아내와 손님에게만 그치지 않았다. 그는 동생 레이먼드와 함께 영국의 대영 박물관, 애쉬몰린 박물관, 서펜타인 갤러리, 그 외 연구 시설 및 의료 기관의 주요 기부자였다. 새클러 형제는 구겐하임 박물관, 미국 자연사 박물관, 스미소니언 박물관 등 미국의 여러 기관에도 거액을 기부했다.

모티머 새클러가 유럽에 거주하게 된 건 그곳에서 풍요로운 삶을 영위하는 것 외에 다른 이유도 있었다. 치열한 이혼 소송 중 그의 두 번째 부인인 거트루드(일명 '제리')는 모티머가 미국을 떠나기로 한 이유가 세금 납부를 피하기 위해서라고 주장했다. 그녀가 제출한 서류에는 다음과 같이 적혀 있었다.

> 뉴욕 브루클린에서 태어난 모티머 새클러는 1974년에 미국 시민권을 포기하고 오스트리아 시민권자이자 유럽 여러 국가의 영주권자가 되었다. 이는 분명 미국뿐만 아니라 해외에서 벌어들인 소득에 대해 미국에서 부과하는 세금을 피하기 위한 것이다.

몇 년 후, 제리 새클러는 입장을 바꿔 전 남편은 부모님이 미국으로 이민 오기 전 동유럽에서 살았기 때문에 오스트리아에 강한 정서적 유대감을 느꼈다고 말했다. 이유가 무엇이든, 아서는 동생이 미국 시민권을 포기한 것에 분노했다. 1990년대 중반 옥시콘틴이 시장에 출시될 무렵 모티머는 세 번째 부인과 결혼한 지 오래되었고, 삶의 대부분을 런던에서 보냈다. 그는 퍼듀 이사회나 예술계 행사에 참석하기 위해 가끔 미국을 방문했을 뿐이다.

———

아서 새클러는 1987년에 사망했다. 그의 추모식은 메트로폴리탄 미술관의 덴두르 사원에서 열렸다. 그의 세 번째 부인 질리언은 "그는 정말 좋은 사람이었고, 훌륭하고 탁월하며 고귀한 인품을 지녔으며, 언제나 진실했습니다"라고 추모했다. "그는 옹졸하거나 교활한 생각을 한 적이 없었어요."

말년에 새클러는 비즈니스 경력을 쌓을 때와 마찬가지로 강한 결단력을 바탕으로 예술계를 정복하고자 했다. 예를 들어 메트로폴리탄 미술관에 거액을 기부하면서 박물관 수장고를 계속 늘어나는 자신의 유물 컬렉션을 보관하기 위한 개인 창고로 사용했다. 아서 새클러는 엄청난 수집가였지만 문화계 거물로서 인정받기 위한 노력은 끝내 성공하지 못했다. 한 경매회사 임원은 아서가 사망한 후 "그의 매력은 재력에서 나왔습니다"라고 말했다.

아서 새클러는 평생 가족 간의 거래 사실을 숨기고 살아왔다. 그러나 아서의 죽음은 마지막 아내였던 질리언과 그의 네 자녀 사이에 그의 방대한 재산을 둘러싸고 10년 가까이 이어진 치열한 법정 공방을 촉발했다. 아서의 유산은 서류상 1억 4000만 달러로 평가되었지만, 그의 전

재정 고문은 그보다 몇 배나 많은 재산이 있을 것으로 추정했다. 아서의 상속인들이 유산을 놓고 싸우는 동안, 새클러 형제가 숨겨왔던 사업상의 기밀 일부가 대중에게 드러났다.

예를 들어, 아서 새클러는 오랫동안 자신을 1950년대와 1960년대에 또 다른 의약품 광고 회사를 운영하던 루드비히 프롤리히의 치열한 경쟁자로 그려 왔다. 그러나 새클러 형제와 프롤리히는 협력자이자 파트너였음이 드러났다. 1973년 아서 새클러가 작성한 메모에는 "나와 프롤리히, 그리고 형제들이 공동으로 설립한 사업체"라는 표현이 있었는데, 그중에는 의사가 처방하는 약물을 파악해 영업 사원이 의사에게 맞춤형 제안을 할 수 있게 하는 처방 추적 회사인 IMS 헬스^{IMS Health}도 있었다. 수십 년 후, 퍼듀는 IMS 데이터를 이용해 옥시콘틴 처방전을 대량으로 작성하거나 그럴 가능성이 큰 의사를 식별했다. 공식적으로는 프롤리히가 IMS의 소유주이자 대표였지만, 아서 새클러의 자녀와 변호사는 IMS에 대한 아이디어가 아서에게서 나왔으며 그의 형제인 모티머와 레이먼드도 공동 사업자였다고 주장했다.

아서의 변호사이자 오랜 친구인 마이클 소넨라이히는 아서의 유산 관리인 회의에서 "4자 합의에 따라 아서는 IMS에 대한 권리를 포기했습니다. 하지만 아서는 자신이 이 회사를 팔더라도 그 수익금의 4분의 1을 받도록 프롤리히와 합의했습니다"라고 말했다. 같은 회의에서, 아서의 딸 엘리자베스는 아버지가 IMS로부터 받아야 할 돈을 삼촌들이 가로챘다며 이들을 비난했다. 회의록에 의하면 엘리자베스는 다음과 같이 말했다. "아버지가 IMS에 대한 아이디어를 내셨고, 빌 프롤리히와 합의했습니다. 저는 중간 단계에서 어떤 일이 있었는지는 잘 모릅니다.

하지만, 프롤리히가 죽고 주식이 상장되었을 때 레이먼드와 모티머 삼촌이 떼돈을 벌었다는 사실은 알고 있습니다. 제가 알기로 아버지는 한 푼도 받지 못했어요."

질리언 새클러 역시 두 시동생이 아서에게 돌아가야 할 퍼듀 프레드릭의 이익을 가로챘다고 주장했다. 그녀는 "원래 퍼듀 프레드릭과 3자 합의를 하기로 했지만 그들은 이를 무시하고 엄청난 액수를 가져갔습니다"라고 소넨라이히에게 말했다. 아서 새클러와 그의 형제들 간의 평생에 걸친 비즈니스 거래를 풀어야 하는 것은 변호사의 몫이었다. 아서의 자녀들과 질리언 새클러 사이의 분쟁이 해결되기 훨씬 전에 모티머와 레이먼드는 2235만 3750달러를 지불해 아서의 유산에 포함시키고, 형이 지녔던 회사 지분 3분의 1을 사들이기로 합의했다.

새클러 제국을 파헤치려 했던 저널리스트 존 리어는 이런 내용을 알지 못한 채 1999년에 사망했다. 리어가 법정 문서들을 살펴볼 기회가 있었다면 아서 새클러와 그의 형제들에 대해 추정했던 많은 부분이 옳았다는 사실을 깨달았을 것이다. 아서 새클러가 남긴 문서에 따르면, 새클러 형제는 불명예스러운 FDA 임원이었던 헨리 웰치에게 약 26만 달러의 자금을 논문 사본 로열티로 위장 지급한 MD 퍼블리케이션스를 소유하고 있었다. MD 퍼블리케이션스의 소유권은 여러 차례 바뀌었지만, 문서에 따르면 모티머와 레이먼드 새클러, 또는 이들이 지배하는 법인이 이 회사의 정체불명의 두 주주로 밝혀졌다. MD 퍼블리케이션스가 아서 새클러의 소유지에 마지막 거처를 마련했다는 사실은 시사하는 바가 크다. 새클러의 광고 회사 최고 경영자는 이렇게 말했다. "제가 보기에는 모든 것이 아서였습니다."

그 무렵 모티머와 레이먼드 새클러는 옥시콘틴 출시를 준비하고 있었다. 두 사람이 '대사성 뇌 강상제'인 엘-글루타바이트를 판매하며 제약 업계에서 경력을 쌓기 시작한 지 40년이 지난 시점이었다. 존 리어 같은 적수는 이미 오래전에 물리쳤다. 그들은 막대한 부를 축적하여 그중 상당 부분을 박물관과 의료 기관에 기부했다. 이제 새클러의 이름은 전 세계의 문화 및 교육 시설에 각인되어 있다.

아서 새클러는 혁신가이자 선구자였다. 하지만 옥시콘틴 남용에 대한 보도가 늘어나면서 전성기를 누리고 있던 모티머와 레이먼드는 그들의 명성과 유산에 위협을 받게 되었다. 이제 형제의 능력이 시험대에 올랐다.

| 4장 |

황금 상자

2000년 8월, 아트 밴지에게 한 통의 편지가 도착했다. 애팔래치아 통증 재단Appalachian Pain Foundation이라는 단체에서 개최하는 모임의 초대장이었다. 처음 듣는 이름이었지만, 동봉된 자료로 미루어 볼 때 만성 통증 환자에서 오피오이드의 적극적 사용을 옹호하는 단체임을 알 수 있었다.

수잔 버트런드라는 의사는 초대장 인사말에서 17세기 영국 의사 토마스 시든햄의 말을 인용하며 "하나님께서 인간의 고통을 덜어주기 위해 주신 치료법 중에서 아편만큼 널리 사용되고 효과적인 것은 없다"라고 썼다. 버트런드는 자신을 애팔래치아 통증 재단 설립자라고 소개하며, 의사를 대상으로 한 교육을 통해 통증 치료에 대한 새로운 관점을 전파하는 것이 재단의 사명이라고 했다. 이 단체의 후원사는 옥시콘틴을 제조하는 퍼듀 파마였다.

편지를 읽은 밴지는 리 카운티 주민들의 건강을 위해 평생을 바친 노력이 물거품이 되는 것 같은 느낌을 받았다. 약을 남용하는 환자들은 언제나 있었다. 하지만 이제는 사랑하는 가족이 옥시콘틴에 중독되어 경제적으로나 정서적으로 가정이 무너진 상황에서 간절히 도움을 요청하는 사람을 만나지 않는 날이 드물었다.

밴지가 살던 작은 마을 드라이든에서 한 환자의 아들이 이웃집에서 옥시콘틴을 훔치려다 총에 맞아 사망하는 사건이 발생했다. 세인트 찰스에서는 약상자를 뒤지려고 집에 침입한 도둑으로부터 교회에서 예배를 마치고 돌아오는 할머니들을 보호하기 위해 에스코트가 동행했다. 끔찍한 이야기가 끊임없이 들려왔다. 자녀가 마약에 중독되어 평생 모은 재산을 날린 가정도 있었고, 중독된 자녀가 몰래 내다 판 장신구를 찾기 위해 전당포를 뒤지는 부모도 생겼다. 리 카운티의 감옥은 마약 범죄로 체포된 젊은이들로 가득 찼다. 지역 보안관의 조카도 그 대열에 합류했다.

밴지는 퇴근 후 집에 돌아와 저녁을 먹고 나면 지하실로 사라지곤 했다. 한때 그는 아들 벤과 그곳에서 탁구를 치곤 했지만, 이제는 지하실 한쪽에 마련해 놓은 책상에 앉아 인터넷에서 옥시콘틴 관련 뉴스를 검색하거나 다른 의사, 중독 상담사, 신문 기자와 이메일을 주고받는 게 다였다.

아내 수 엘라 코박은 걱정하기 시작했다. 남편이 간혹 우울증이 의심될 정도로 자기 자신에게만 빠져든다는 것을 알고 있었기 때문이다. 활기차고 씩씩한 수 엘라는 애팔래치아에서 활동가 부모 밑에서 태어나 그들의 발자취를 따랐다. 1960년대에 그녀는 미국에 봉사하는 자원봉사자Volunteers in Service to America, 즉 VISTA로 알려진 빈곤 퇴치 프로그램에서 일했고, 그곳에서 첫 남편인 존 더글러스 코박을 만났다. 그는 하버드대학교를 다니다 그만두고 VISTA 자원봉사자로 애팔래치아에 왔지만, 1970년 스물다섯 살에 갑작스럽게 세상을 떠났다. 당시 수 엘라는 아들 지크를 임신하고 있었다.

법을 이용해 애팔래치아를 좀 더 나은 곳으로 만들고 싶었던 수 엘라는 켄터키대학교 법학대학원에 입학했고, 졸업 후 작은 변호사 사무실을 열었다.

그녀와 아트는 같은 거리의 맞은편 건물에서 일했다. 그가 환자를 돌보는 동안 그녀는 지역 사회와 환경 단체를 대신해 석탄 회사와 쓰레기 매립장 운영자를 상대로 소송을 진행했다. 변호사를 선임할 형편이 되지 않는 사람을 대변하는 국선 변호사로도 활약했다. 아트와 자주 마주치던 수 엘라는 어느 날 그에게 연락처를 건네며 전화하라고 말했다. 그는 조용히 웃으며 그러겠노라고 했지만 실제로 전화하지는 않았다. 두 사람을 모두 아는 친구가 한번 만나보라고 부추기는 것도 통하지 않았다. 1983년 어느 날, 재판에서 이긴 수 엘라가 친구들과 레스토랑에 갔다가 마침 들어오는 아트와 눈이 마주쳤다. 샴페인을 마신 그녀는 약간 취기가 오른 상태였다. "왜 전화 안 했어요?" 그녀가 물었다. 3주 후, 마침내 그가 전화를 걸었고, 두 사람은 1986년에 결혼해 아들 벤을 낳고 딸 소피 메이를 입양했다.

가족 덕분에 아트 밴지는 한결 부드러워졌다. 그는 여전히 세인트 찰스 클리닉에 전념했지만, 아이들과 함께 시간을 보내기 위해 며칠씩 휴가를 내기도 했다. 하지만 지금 그는 지하실에서 오랜 시간을 보내며 옥시콘틴 남용에 대한 글을 읽고 있었다. 그가 보기에 이 진통제는 통제 불능의 위험한 행보를 보이는 것 같았다. 갑자기 한 도시나 마을의 지역 신문에 과다 복용과 체포에 관한 보도가 쏟아졌다. 사태가 진정 국면에 접어들기도 전에 첫 번째 남용 지역에서 수백 마일 떨어진 다른 도시의 신문에 이 약물에 대한 기사가 등장하기 시작했다. 2000년 중반이 되자 밴지는 버지니아와 메인뿐만 아니라 플로리다, 루이지애나, 오하이오, 펜실베이니아, 노스캐롤라이나, 심지어 알래스카에서도 진통제 남용이 발생하고 있다는 사실을 알게 되었다. 뉴올리언스의 한 법집행관은 인터뷰에서 바이코딘Vicodin과 같은 기존 진통제를 남용하던 사람은 물론이고 헤로인 중독자들도 옥시콘틴을 사용하고 있다고 했다. "이건 아마도 새로운 바이코딘이 될 겁니다."

  밴지는 리 건강 연합Lee Coalition for Health이라는 지역 단체에 소속되어 있었다. 다른 회원으로는 빈스 스트라비노, 약물 남용 상담사인 베스 데이비스, 리 카운티 보안관 게리 파슨스를 비롯한 법 집행관 등이 있었는데, 이들은 리 카운티의 옥시콘틴 위기에 대처할 방법을 모색하기 위해 머리를 맞대기 시작했다.

  스트라비노는 공중 보건 분야의 대참사가 벌어지고 있다고 확신했다. 그는 옥시콘틴의 강력한 쾌감에 대한 소문이 광범위하게 퍼져나가는 것을 목격했다. 인기를 끌었던 다른 처방약들도 그런 식으로 확산되곤 했지만, 이번 약물은 훨씬 더 위험해 보였다. 옥시콘틴은 강력한 약효만큼이나 무자비했다. 옥시코틴을 접한 사람이 늘어날수록 사람들은 약물의 굴레에서 벗어나지 못할 것이고, 중독되거나 다치거나 목숨을 잃게 될 것이다.

  스트라비노는 FDA에 압박을 가해 이 마약성 진통제를 시장에서 퇴출시키길 원했다. 그는 이 약물이 과거 FDA에서 리콜한 몇몇 약물보다 더 큰 피해를 입혔으며, 필요한 경우 덜 위험한 다른 진통제를 처방해야 한다고 주장했다.

그러나 밴지의 생각은 달랐다. 이 약은 분명 일부 환자들에게 효과가 있었다. 그는 옥시콘틴의 퇴출을 요구하는 건 너무 과하다고 생각했다. 하지만 곧 심각한 문제를 발견했다. 가장 큰 문제는 퍼듀가 펼친 마케팅 캠페인의 성격과 규모였다. 영업 사원들은 의사와 간호사에게 옥시콘틴 로고가 새겨진 봉제 인형과 비치용 모자 같은 판촉물이나, 앤드루스 시스터즈가 부른 '부기 우기 나팔 소년*Boogie Woogie Bugle Boy*'이 담긴 '스윙 이즈 얼라이브*Swing Is Alive*'라는 제목의 CD를 나눠주고 있었다. 음반 표지에는 옥시콘틴 덕분에 관절염 통증에서 해방된 노부부가 춤을 추는 모습이 담겨 있었다.

밴지는 제약 회사가 신제품을 홍보할 때면 통상적으로 이런 선물을 제공한다는 사실을 알고 있었다. 하지만 혈압약이나 콜레스테롤 치료제를 홍보하는 데 쓰는 전략을 매우 강력한 마약성 진통제에도 똑같이 사용하고 있다는 사실은 그를 불안하게 했다. 진통제 남용이 확대되고 있는 상황에서 특히나 바람직하지 않은 행동으로 보였다.

다른 사람을 쉽게 비난하는 성격이 아니었던 밴지는 퍼듀의 의사와 과학자들이 선한 의도를 가지고 있으며, 그들의 목표는 사람들을 해치는 것이 아니라 돕는 거라고 생각했다. 그는 회사 관계자들이 옥시콘틴이 야기한 문제를 잘 모르고 있을 거라고 생각했고, 회사 내 누군가, 예를 들어 동료 의사가 이 사실을 알게 된다면 위기를 해결하기 위해 함께 노력할 거라고 확신했다.

퍼듀 소속 의사인 데이비드 해독스가 신문에 옥시콘틴과 퍼듀의 관행을 옹호하는 글을 여러 편 썼던 걸 기억한 밴지는 그에게 협업을 요청하는 편지를 보냈다.

이 문제가 얼마나 심각하고 얼마나 널리 퍼져 있는지는 아무리 강조해도 지나치지 않습니다. 이러한 문제는 저희와 같이 중증 마약 중독에 대한 치료와 회복에 필요한 자원이 거의 없는 가난한 시골 지역에서는 중대한 문제입니다. 이는 또한 퍼듀 프레드릭뿐만 아니라 통증 치료 분야에 종사하는 모든 사람에게도 중대한 도전입니다. 이 문제에 관해 더 많은 대화를 나눌 수 있기를 기대합니다.

키가 크고 건장한 체격에 수염을 기른 데이비드 해독스의 경력은 매우 인상적이다. 그는 처음에 치과대학에 진학했지만 학위를 마친 후 의사가 되기로 결심했고, 의과대학을 졸업한 후 통증 치료, 중독 의학, 정신과 분야에서 수련을 받았다.

1990년대 초에는 에모리대학교 의과대학에서 통증 치료 부서를 이끌었으며 미국통증학회 회장으로도 활동했다. 러셀 포트노이와 달리 해독스는 통증 분야 연구 경력은 없었지만 통증 치료 운동에서 가장 큰 목소리를 내는 옹호자 중 한 명이 되었다. 그는 '가성 중독pseudoaddiction' 이라는 캐치프레이즈를 만들었고, 오피오이드 옹호자들은 이를 적극적으로 받아들였다. 가성 중독이라는 용어는 해독스와 다른 공동 저자가 1989년 논문에서 처음 도입했는데, 의사가 강박적으로 약물을 찾는 행동 징후를 보이는 환자(예를 들어 여러 의사를 찾아가 처방받는 경우)를 약물 중독자로 잘못 판단할 수 있는 상황을 설명하기 위해 사용한 개념이다. 해독스는 이러한 행동이 '가성 중독' 때문일 수 있으며, 실제로는 통증 치료를 위한 약물을 충분히 투여받지 못해 곤경에 처한 환자의 상황을 나타낸다고 주장했다. 그리고 이러한 환자에게는 오피오이드를 추가로 투여하는 것이 해결책이라고 썼다.

해독스의 주장은 수백 명 또는 수십 명의 환자를 대상으로 한 연구 결과에 근거한 것이 아니었다. 단지 환자 한 사람의 행동에 대한 분석을 기반으로 한 이론이었다. 그러나 오피오이드 옹호자들, 그리고 퍼듀 파마와 같은 제약 회사는 의사가 가진 마약성 진통제에 대한 부당한 두려움이 통증 환자들을 고통스럽게 만든다는 그들의 견해에 딱 들어맞는 '가성 중독'을 합법적인 개념으로 받아들였다.

이러한 개념은 해독스가 퍼듀에 취업하는 데에도 도움이 된 것으로 보인다. 그는 제약 업계에서 일자리를 찾으려 했지만 번번이 실패했는데, 1999년 해독스의 강연을 들은 퍼듀의 한 임원이 그에게 연락을 해왔다. 그는 곧 옥시콘틴 남용 문제에 대한 회사의 공개적인 입장을 대변하는 자리에 올랐고, 통증 치료에 대한 자신의 확고한 견해를 피력했을 뿐만 아니라 때로 전투적인 면모를 드러내기도 했다.

2000년 초, 메인주 검사 제이 맥클로스키가 의사들에게 옥시콘틴 중독 문제가 심각해지고 있다고 경고한 지 얼마 지나지 않아 버지니아 남서부의 작은 신문사 〈리치랜드 뉴스 프레스Richlands News Press〉의 한 기자가 해독스로부터 전화를 받았다. 이 신문은 페닝턴 갭에서 북동쪽으로 약 100마일 떨어진 버지니아주 태즈웰 카운티에서 옥시콘틴 남용이 폭발적으로 증가했다는 기사를 내보내기 시작했는데, 해독스가 이 기사를 쓴 기자 테레사 클레먼스에게 전화를 한 것이었다. 그는 기자에게 옥시콘틴 문제를 객관적으로 바라볼 수 있도록 돕겠다고 말했다.

이후 기사에서 클레먼스는 옥시콘틴과 같은 약물의 오남용이 발생하긴 했지만, 적절한 통증 치료의 부재에 비하면 이러한 문제는 사소한 것이라는 해독스의 말을 인용했다. 그는 또한 옥시콘틴과 같은 강력한 진통제는 중독 위험이 거의 없다고 강조했다. "처방받은 대로 오피오이드를 복용하면 중독 위험은 0.5%에 불과합니다."

　퍼듀의 입장에서 볼 때 옥시콘틴 남용에 대한 공론화는 매우 부적절한 시기에 이루어졌다. 당시 옥시콘틴은 연간 매출액이 10억 달러에 달했고 향후 성장 가능성이 무한해 보이는 블록버스터 약물이었다. 이 약은 한때 초라한 존재였던 퍼듀를 신흥 거대 제약사로 탈바꿈시켰고, 옥시콘틴 매출은 급성장하는 회사의 전체 매출의 80%를 차지할 정도였다. 하지만 2000년에 이르러 퍼듀는 연방 마약 단속반이 버지니아를 비롯한 여러 지역에서 옥시콘틴 및 기타 마약성 진통제를 불법 처방한 혐의로 의사들을 조사하고 있다는 사실을 알게 되었다. 약물 남용을 다루는 신문 기사가 늘어나면서 다른 의사들도 처방을 중단했다. 옥시콘틴은 새로운 별명을 얻었다. '힐빌리 헤로인hillbilly heroin(힐빌리는 미국의 시골 지역 저소득층을 비하하는 용어로, 옥시콘틴은 헤로인보다 저렴하고 구하기 쉽기 때문에 가난과 약물 중독이 만연한 미국 시골에서 널리 퍼졌다 – 옮긴이)'이라고 불리게 된 것이다.

　부정적인 언론 보도에 대응하기 위해 퍼듀 경영진은 수잔 버트런드와 협력해 애팔래치아 통증 재단을 출범시켰다. 재단이 설립되기 전에도 버트런드는 의사와 약사를 대상으로 통증 치료에 관한 강연을 하고 퍼듀로부터 돈을 받고 있었다. 그녀는 옥시콘틴 남용이 증가하고 있으며, 이것이 약물이 필요한 환자에게 부정적인 영향을 미칠 수 있다고 우려했다. 그리고 옥시콘틴을 비롯한 강력한 마약성 진통제 사용을 옹호하고, 의사들이 이러한 약물의 사용법을 이해하는 것을 돕는 단체를 설립하겠다고 제안했다. 퍼듀에서는 그녀의 제안을 환영하며 회의실 임대 등 단체 운영에 필요한 모든 비용을 회사가 부담하겠다고 했다.

2000년 9월, 데이비드 해독스를 비롯한 몇몇 퍼듀 경영진이 재단 출범을 위한 첫 공식 회의에 참석하기 위해 웨스트버지니아주 찰스턴에 도착했다. 행사 비용은 지역 의사를 위한 통증 치료 세미나라는 명목으로 지급되었다. 회의를 시작하기 전, 해독스 일행은 〈리치랜드 뉴스 프레스〉 기사에 소개된 지역인 태즈웰 카운티 공무원들과 만났다. 지역 검사인 데니스 리가 옥시콘틴 오남용이 중독과 범죄 측면에서 가져온 엄청난 피해를 생생히 전했다. 해독스와 그의 동료들은 공감을 표했지만, 태즈웰 카운티와 같은 지역의 문제는 개별적인 사건이며 해당 지역의 침체된 경제와 농업, 광업, 벌목업과 같은 직종에서 발생하는 부상을 치료하기 위해 마약성 진통제를 사용해 온 오랜 역사를 반영하는 것이라고 답했다. 리는 퍼듀 경영진이 현재 벌어지고 있는 위기의 심각성을 제대로 파악하지 못한 것 같다고 생각하며 자리를 떴다.

약 한 달 후, 애팔래치아 통증 재단은 페닝턴 갭에서 두 시간 거리에 있는 버지니아주 리치랜드에서 회의를 열었다. 해독스가 다시 이 행사의 주요 연사로 나섰고, 그를 만날 수 있는 절호의 기회라고 생각한 아트 밴지는 베스 데이비스, 엘리자베스 바인스와 함께 그곳으로 향했다. 해독스는 강연에서 의사가 옥시콘틴과 같은 약물을 처방할 때 환자의 약물 사용을 모니터링하고 정확한 기록을 남기는 등 예방 조치를 취해야 한다고 강조했다. 밴지는 그 말을 들으면서 이미 옥시콘틴 남용이 걷잡을 수 없는 지경에 이르렀지만, 퍼듀 경영진은 (자신이 경고의 편지를 보냈음에도 불구하고) 약물 사용을 장려하기 위해 이곳에 왔다는 사실을 깨달았다. 그 자리에는 데니스 리 검사도 있었는데, 그는 패널 토론에서 지역 사회를 강타하고 있는 재앙에 관해 이야기했다.

"우리는 과거에 이러한 상황과 마주한 적이 없습니다." 데니스 리검사가 말했다. "비교 대상조차 없어요."

밴지는 해독스에게 다가가 자신이 그에게 편지를 보낸 의사라고 소개했다. 그리고 약물 오남용을 줄이려는 퍼듀의 노력에 사의謝意를 표하는 한편, 회사가 여전히 음악 CD와 같은 판촉물을 배포하는 것에 대해 우려한다고 말했다.

"다른 제약 회사들이 하는 것과 뭐가 다르죠?" 해독스가 물었다.

"사람들이 혈압약 때문에 가족의 돈을 훔치거나 이웃집에 침입하지는 않습니다." 밴지가 대답했다.

해독스는 장거리 운전을 해야 한다며 자리를 피했다. 그는 다음 날 아침 옥시콘틴 남용이 만연한 또 다른 지역인 켄터키 동부에서 열리는 애팔래치아 통증 재단 모임에서 강연할 예정이었다. 그는 밴지에게 불만 사항을 다른 곳에 전달하라고 했다.

해독스는 "전 그 일과 아무 관련이 없습니다"라고 말했다. "그건 마케팅 부서의 문제예요."

새클러 가문의 마케팅 천재였던 아서 새클러는 옥시콘틴이 등장했을 때 이미 세상을 떠난 지 오래였다. 하지만 퍼듀가 옥시코틴을 홍보하기 위해 사용한 전략은 그가 고안했을 어떤 전략 못지않게 야심 찼다. 경영진은 처음부터 옥시콘틴을 요통, 관절염, 수술 통증, 섬유근육통, 치통은 물론, 골절, 스포츠 손상, 외상으로 인한 통증과 같은 일반적인 경우에도 사용하는 최초의 강력한 마약성 진통제로 만들 계획을 세웠다. 간단히 말해, 회사의 계획은 옥시콘틴이 안전하며 남용과 중독으로 이어지지 않을 것이라고 '모든' 의사를 설득해 지속형 오피오이드의 사용 범위를 암 병동에서 의학의 주류로 확대하는 것이었다.

1995년, 퍼듀는 그룹스 플러스Groups Plus라는 마케팅 회사를 고용했다. 이 회사는 의사들을 인터뷰하고서 그들이 '부작용이나 중독 우려 없이' 처방할 수 있는 오피오이드를 원한다는 데 '전적으로 동의'한다고 보고했다. 또 새로운 지속형 마약성 진통제가 환자의 혈액 내에서 기존 진통제보다 '약효 변동'이 적다는 말에 호의적인 반응을 보였다고도 했다. 그룹스 플러스는 일부 의사들이 순수한 장기 지속형 마약성 진통제가 '남용에 더 취약할 수 있다'며 우려한다고 지적했지만, 퍼듀는 옥시콘틴이 성공하려면 환상을 만들어 내거나 거짓말을 하는 한이 있더라도 의사들이 두려워하는 것이 아니라 원하는 것을 제공해야 한다는 사실을 알고 있었다.

이 캠페인에서 알게 모르게 공범이 된 것은 FDA였다. 1995년 말 FDA가 옥시콘틴의 판매를 승인하면서, 그 이전이나 이후에 다른 어떤 약품에도 허용하지 않았던 주장을 펼칠 수 있도록 했기 때문이다. FDA는 옥시콘틴이 서방형 제제이기 때문에 기존 진통제보다 남용 위험이 낮을 수 있다고 암시하는 것을 허용했다. 퍼듀의 손에 들어온 이 모호한 문구는 마케팅 담당자에게는 꿈같은 선물이었고 옥시콘틴의 안전성을 주장하는 근거가 되었다.

FDA는 의약품 판매를 승인하기 전 수년 동안 의약품의 안전성과 효과에 대한 데이터를 검토하는데, 퍼듀는 이 과정에서 옥시콘틴에 대한 다양한 주장을 펼칠 수 있도록 규제 당국에 압박을 가했다. 예를 들어, 1993년에 제출한 자료에서는 서방형 약물이 일반 진통제보다 남용 가능성이 적다고 믿는 이유에 대해 아래와 같이 주장했다.

> 서방형 옥시코돈 제제는 몇 가지 이유로 퍼코단과 같은 약물보다 남용 가능성이 적을 수 있다. 첫째, 대부분의 불법 약물 남용자는 빠르게 작용하는 약물을 선호한다. 하지만 서방형 제제는 즉각적인 쾌감을 유발하지 않으면서 효과가 더 오래 지속된다. 또한 용액에 녹이기가 더 어렵기 때문에 주사 용액을 선호하는 '길거리' 중독자가 좋아하지 않는다. 둘째, 서방형 옥시코돈 제제는 과거에 퍼코단 같은 옥시코돈 함유 약품의 일부 제조업체가 그랬던 것처럼 코데인(옥시코돈보다 남용 가능성이 적은 진통제)으로 치료할 수 있는 환자를 대상으로 하지 않는다. 앞서 언급한 바와 같이, 이 서방형 옥시코돈 제제는 급성 또는 만성 중등도 이상의 통증 환자의 치료에 유용할 것이다.

서류상으로는 모두 그럴듯한 말이었지만, 퍼듀는 약물 남용자들이 실제로 기존의 마약성 진통제보다 옥시콘틴을 선호하는지를 확인하는 연구를 비롯해 어떤 검증도 하지 않았다. 그러나 옥시콘틴이 출시되자, FDA는 무의미한 것으로 판명된 일부 연구 결과를 근거로 이를 승인했다.

그중 하나는 1993년에 저명한 〈내과학 저널 *Journal of Internal Medicine*〉

에 게재된 논문이다. 연구자인 닥터 다니엘 브루코프는 처방 마약성 진통제 남용 이력이 있는 130명의 입원 환자를 대상으로 인터뷰를 실시했다. 이들 중 약 85%가 서방형 진통제를 남용한 적이 있다고 대답했는데, 그중 대다수는 MS 콘틴과 같은 서방형 약물은 남용자의 관점에서 볼 때 "거의 또는 전혀 효과가 없다"라고 말했다. 또한 그러한 진통제는 길거리에서 인기가 거의 없을 것으로 추측했다. "이러한 결과는 서방형 마약성 진통제가 다른 마약성 진통제에 비해 남용 가능성이 적을 수 있음을 시사한다." 브루코프는 연구 결론에 이렇게 썼다. "처방 마약성 진통제의 오남용이 우려되는 상황에서, 서방형 제제는 약효가 빠르고 강하게 발현되는 오피오이드 제제에 대한 적절한 대안이 될 수 있다."

FDA가 퍼듀에 요구한 것은 옥시콘틴에도 MS 콘틴에 사용한 것과 유사한 경고 문구를 넣는 것이었다. MS 콘틴에는 정제를 부수거나 씹거나 으깨면 '독성을 지닐 만큼의' 마약이 방출될 수 있으며, 이전에 마약성 진통제를 복용한 적이 없는 환자의 경우 약물 과다 복용 위험이 특히 크다는 경고 문구가 포함되어 있었다. 또한 이 약품의 라벨에는 옥시코돈 함유 진통제는 "약물 남용자와 약물 중독자 모두를 대상으로 한다"라고 명시되었다.

그러나 FDA가 옥시콘틴에 허용한 문구는 이러한 경고를 모두 무색하게 만들었고, 이는 곧 회사의 대규모 마케팅 캠페인에서 핵심으로 자리 잡았다. 그 내용은 다음과 같다. "옥시콘틴 정제에서 나타나는 흡수 지연이 약물의 남용 가능성을 줄이는 것으로 추정된다." 옥시콘틴이 승인되기 전, 규제 당국은 퍼듀의 이러한 주장을 허용할지 여부를 놓고 논쟁을 벌였다. 약물 심사를 담당한 FDA 심사관 커티스 라이트 4세는 마약성 진통제가 환자에게 쾌감을 유발하는 것이 우려된다면 '혈액 내에 천천히 축적되고 자주 투여하시 않아도 되는' 약물을 사용하는 것이 옳다고 주장하며 이를 지지했다.

그러나 옥시콘틴이 승인되기 한 달 전인 1995년 11월, 또 다른 FDA 임원인 다이앤 슈니츨러는 약품 라벨에 이러한 문구를 넣는 것에 대해 이의를 제기했다. "말도 안 되는 소리죠. 이 문구가 사실에 기반하고 있나요? 이걸 라벨에 넣어야 할 타당한 이유가 있냐는 말입니다."

"다이앤, 이 문구는 문자 그대로 사실이에요." 라이트가 대답했다. "남용 가능성을 결정하는 중요한 요소 중 하나는 약물이 얼마나 빨리 효과를 나타내는가인데, 이는 '쾌감'에 지대한 영향을 미치기 때문이죠. … 옥시콘틴과 같이 주사하지 않고 먹는 경구용 정제는 아마도 퍼코단보다 덜 선호될 겁니다."

한 달 후, 옥시콘틴이 오남용을 줄인다는 주장이 담긴 라벨이 승인되었을 때 퍼듀 내부에서는 축하 행사가 열렸다. 퍼듀 경영진은 내부 보고서에서 FDA가 승인한 문구가 "매우 가치 있고 홍보 효과가 커서 (옥시콘틴의) 주요 판매 도구로 활용될 수 있을 것이다"라고 극찬했다. 1998년 커티스 라이트는 첫해 연봉 37만 9000달러와 보너스, 기타 복리후생 혜택을 받는 의료 책임자로 퍼듀에 입사했다.

옥시콘틴의 판매가 시작되었다. 퍼듀의 마케팅 부서에서는 "마약성 진통제와 그 안전성에 대한 오래된 낙인 때문에 수백만 명의 미국인이 불필요하게 고통받고 있다"라는 오피오이드 옹호자들의 메시지를 강화하기 위한 전략을 고안했다. 한 임원은 마케팅 제안서에서 치료되지 않은 통증에 대한 설문조사를 실시해 언론사에 배포할 것을 건의했다.

옥시콘틴 출시에 맞춰 언론의 관심을 끌기 위한 노력의 일환으로 소비자 설문조사를 제안한다. 이는 악성 및 비악성 만성 통증의 유병률과 문제에 초점을 맞출 것이고, 그 결과는 새로운 서방형 옥시코돈 제제인 옥시콘틴에 대한 FDA의 승인과 함께 공개될 것이다. 이는 옥시콘틴과 같은 제품 출시에 대한 필요성을 창출하기 위한 전략이다.

해당 설문조사가 실시되었는지 여부는 확실하지 않지만, 이후 퍼듀에서 실시한 설문조사에 따르면 만성 통증은 실로 광범위한 문제였다. 이 조사의 주요 '결론'은 전국 4400만 가구 중 적어도 한 명의 가족 구성원이, 또는 미국 가정의 거의 절반이 만성 통증으로 고통받고 있다는 사실이었다.

홍보 자료에서는 "왜 이러한 고통이 지속될까요?"라고 묻는다. 그들의 답은 이러했다. "모르핀과 코데인 같은 오피오이드(마약성 진통제)의 불충분한 사용이 한 가지 이유입니다."

시장에 출시된 후 첫 2년 동안 옥시콘틴의 판매는 비교적 저조했다. 그 기간 동안 퍼듀는 의사와 병원에 이 약을 판매하기 위해 자체적으로 대규모 영업 사원 네트워크를 구축하기 시작했고, 1996년에는 홍보를 위해 훨씬 더 큰 제약 회사인 애보트 래버러토리스Abbott Laboratories와 계약을 체결했다.

퍼듀는 다른 마약성 진통제나 심지어 마약 성분이 들어 있지 않은 진통제에서 옥시콘틴으로 전환하도록 의사를 설득함으로써 요통, 관절염, 부상과 같은 일반적 원인의 통증을 치료하는 방식을 완전히 바꾸고자 했다. 그러기 위해서는 먼저 통증 치료가 적절히 이루어지지 않고 있으며, 기존 진통제보다 편리하고 안전하며 중독 가능성이 적은 옥시콘틴이 이러한 문제를 해결할 수 있는 대안이라는 점을 납득시켜야 했다.

퍼듀는 의사들에게 초대장을 보내 애리조나, 캘리포니아, 플로리다의 리조트에서 열리는 행사를 알렸다. 모든 경비는 회사가 지원하겠다고 약속했고, 행사 주제는 미국 내 통증에 대한 '과소 치료'와 그 해결책, 즉 옥시콘틴과 같은 지속형 마약성 진통제의 적극적인 처방이었다. 참석한 의사는 2000~3000명에 달했다. 퍼듀는 또한 '강연자 그룹'에 수백 명의 의사를 모집했는데, 이는 의료 전문가를 대상으로 강연하고, 제약 회사에서 그에 대한 보수를 받는 의사들의 명단을 의미했다. 의사를 위한 '교육' 행사를 후원하거나 의사에게 돈을 주고 동료들에게 제품을 홍보하게 한 회사는 퍼듀만이 아니었다. 모든 제약 회사가 그렇게 하고 있었다. 이러한 관행은 제약 회사와 의사의 금전적 이해관계를 통합하려는 아서 새클러의 노력, 그리고 제약 회사에서 받은 돈이 자신의 영향력을 행사한 대가가 아니라는 의사들의 착각을 뒷받침하는 증거였다.

애팔래치아 통증 재단의 수장 버트런드와 같은 퍼듀 연사는 한 번 강연을 할 때마다 500달러를 받았다. 더 잘 알려진 통증 전문가들은 3000달러 이상을 받기도 했다. 이들은 병원 교수 회의, 지역 의사회 행사, 간호사, 약사 등을 위한 평생 교육 프로그램 등 다양한 강연을 진행했다. 자체 추산에 따르면, 퍼듀는 옥시콘틴 출시 이후 몇 년 동안 수천 건의 강연을 후원했다. MS 콘틴을 처음 판매할 때도 비슷한 행사를 후원했지만 당시에는 암 전문의와 통증 전문가만 참석했었다. 하지만 옥시콘틴을 소개하는 강연의 청중은 달랐다. 통증 치료 경험이 적고 약물 남용 우려가 있는 환자를 식별하는 훈련이 부족한 의사들이 그 대상이었다.

퍼듀는 이러한 강연이 옥시콘틴을 마케팅하기 위한 것이 아니라 통증 치료의 부적절성에 대한 의료계의 인식을 높이기 위한 것이었다고 주장했다. 그러나 회사 관계자들은 이 강연이 옥시콘틴을 홍보하는 것임을 인지하고 있었다. 1998년 퍼듀의 예산안에는 '의료진(의사, 간호사, 약사, 의료 관리 전문가 등)이 비암성 통증과 암성 통증 모두를 적극적으로 치료하도록 설득하기 위한 활동'이라는 항목이 포함되었다. 오피오이드, 특히 옥시콘틴의 적극적인 사용을 강조할 계획이었다.

통상적으로 의사들은 약한 진통제로 통증이 조절되지 않을 경우에 옥시콘틴과 같은 지속형 진통제를 처방했다. 그러나 퍼듀는 의사들이 마약성 진통제와 일반 진통제를 혼합한 퍼코셋이나 타이록스 같은 '복합제'나 비마약성 진통제인 울트람Ultram 등 다소 약한 약물을 시도하기 전에 옥시콘틴을 사용하도록 이들을 설득하고자 했다. 이에 따라 1998년 예산안에는 '며칠 이상 지속되는 중등도에서 중증의 통증이 있는 환자(오피오이드 무경험자 또는 오피오이드 사용 경험이 있는 환자 모두)에서 의사를 설득해 오피오이드 복합제나 울트람 대신 옥시콘틴 정제를 처방하고, 간호사와 약사를 설득해 옥시콘틴을 추천하도록 하며, 적절한 용량과 용법 조절을 통해 다른 지속형 오피오이드는 쓰지 않도록 하는'

항목이 포함되었다.

옥시콘틴 마케팅은 퍼듀 역사상 가장 야심 찬 프로젝트였다. 1998년 당시 회사의 영업 인력은 약물 출시 전의 약 2배인 625명이었는데, 이 중 약 70%가 옥시콘틴 판매에 배정되었다. 신입 영업 사원은 3주간 교육을 받았으며 MS 콘틴과 옥시콘틴에 대한 교육에 4일이 배정되었다. 여기에는 통증 치료의 역사와 과학, 그리고 더 나은 치료를 향한 회사의 사명에 대한 강연이 포함되었다. 또한 오피오이드 옹호자의 관점에서 통증 치료의 기초에 대해 강의했고, 강의 내용에 관한 퀴즈를 풀기도 했는데, 이 중에는 환자에게 마약성 진통제를 처방할 때 발생할 수 있는 중독 위험, 즉 의인성 중독에 관한 질문도 있었다. 정답은 항상 같았다. "1% 미만."

교육이 끝나면 지역 관리자의 감독하에 구역이 배정되고 현장으로 투입되었다. 퍼듀는 영업 사원에게 최신 마케팅 도구를 제공했다. 다른 제약 회사들과 마찬가지로 퍼듀는 처방전 데이터 수집·분석 회사인 IMS 헬스와 협력했는데, 이 회사는 한때 새클러 가문이 비밀리에 지분을 갖고 있던 곳이었다. IMS 데이터는 특정 의사가 얼마나 많은 옥시콘틴을 처방했는지뿐만 아니라 경쟁 진통제 처방전 발급 건수도 알려주었다. 회사 내부 사이트에서는 새로운 통계가 나올 때마다 IMS 데이터를 업데이트했고, 마케팅 부서에서는 이 데이터를 보고서로 만들어 '아웃렛 집 보고서Outlet Zip Report', '핵심 커버리지 보고서Core Coverage Report', '콤보 기회 보고서Combo Opportunity Report' 등의 이름으로 게시했다. 콤보 기회 보고서의 '기회'는 퍼코셋, 비코딘과 같은 복합제를 이미 많이 처방하고 있어 유력한 영입 대상인 의사를 지칭하는 것이다. 퍼듀의 마케팅 용어에서 의사는 처방량에 따라 '데시벨'로 등급이 매겨졌는데, 가장 많이 처방한 의사는 10데시벨로 표시했다. 8~10데시벨로 분류된 의사는 최고 등급으로 간주되었다.

영업 사원들은 기존 진통제보다 오래 지속되는 효능과 순도를 장점으로 내세웠다. 그러나 이들은 마약성 진통제를 경계하는 의사에게 환자가 옥시콘틴에 중독되거나 약물을 남용하지 않을 것이라는 확신을 심어줘야 했다. 이것은 결코 쉬운 일이 아니었다. 출시 전 의사들을 대상으로 한 설문조사에 따르면, 옥시콘틴은 극심한 통증이 있는 환자에게 사용하는 틈새 제품으로 전락할 수 있다는 의견이 많았다. 하지만 FDA는 옥시콘틴이 기존 진통제보다 오남용 가능성이 적을 수 있다는 주장을 허용함으로써 영업 사원들에게 강력한 무기를 제공했다. 의사에게 옥시콘틴을 설명하는 방법에 대한 한 교육 자료의 제목은 '만약 나에게 뇌만 있다면…'이었다. 거기에는 이런 내용이 적혀 있었다.

오즈의 마법사에서 도로시는 분명한 목표를 가지고 있었습니다. 그녀는 원하는 바를 정확히 알고 있었어요. 고향인 캔자스로 돌아가는 것이었죠. 누가 그녀를 도울 수 있었나요? 도로시가 원하는 것을 줄 수 있는 사람은 단 한 명, 바로 마법사였죠. 먼치킨에 따르면 이 임무를 수행하는 올바른 방법은 노란 벽돌길을 따라가는 것이었습니다. 경비원의 눈길을 사로잡은 것은 엠 아줌마를 그린 도로시의 그림이었습니다. 도로시는 경비원에게도 엠 아줌마가 있다는 것을 알고 있었어요. 그 덕분에 안으로 들어갈 수 있었죠. 토토는 커튼을 내려 마법사의 주의를 끌었고요. 이제 도로시는 마법사의 관심을 '요청'해야 한다는 걸 알았어요.

자료 내용은 이어졌다.

고객이 무엇을 원하는지를 파악하세요. 통화하기 전에 고객에 대한 정보를 수집하세요. 어둠 속에서 표적을 향해 총을 쏘는 건 성공 확률이 높지 않습니다. '메시지'를 전달하려면 어디를 향해 조준하고 무엇을 맞출지 알아야 합니다! "의사들은 통증을 완화하되 환자가 오피오이드에 중독되지 않기를 바랍니다."

체계적으로 접근하세요. 목표에 가장 잘 도달할 수 있는 한 가지 생각이나 문장으로 시작하세요. "옥시콘틴 설명서에는, 'FDA에 따르면 약물 중독은 비의학적 목적으로 약물을 조달, 비축 및 남용하는 특징을 지닌다. 옥시콘틴 정제에서 나타나는 지연 흡수는 약물의 남용 가능성을 줄이는 것으로 보인다'라고 적혀 있습니다."

글을 이렇게 마무리된다. "무지개 너머에 황금 상자가 기다리고 있습니다!"

퍼듀의 보너스 제도는 제약 업계에서 가장 파격적이었기 때문에 영업 사원을 모집하는 것은 전혀 문제가 되지 않았다. 일반적으로 영업 사원에게 지급되는 보너스는 그가 담당한 지역의 의사가 한 해 동안 회사 제품에 대해 작성한 처방전 수의 증가분에 따라 결정된다. 이와 달리 퍼듀의 시스템은 처방된 옥시콘틴의 매출액 증가를 기준으로 했다. 그 결과 퍼듀의 영업 사원은 의사가 더 많은 용량의 옥시콘틴을 처방하도록 장려하는 경제적 동기를 지니게 되었다. 알약에 함유된 용량이 클수록 약값이 비쌌기 때문이다.

이 시스템은 또 다른 예측 가능한 결과를 가져왔다. 퍼듀에서 가장 높은 보수를 받는 영업 사원 중 일부가 의사들이 불법 알약 공장을 운영해 옥시콘틴 남용이 만연한 지역에서 배출된 것이다. 퍼듀 내부에서 '핫 스폿hot spot'이라고 부르는 이 지역 중 하나는 사우스캐롤라이나주 머틀 비치의 휴양지 마을이었다. 지역 약사들은 의심스러운 '환자'들이 옥시콘틴을 구하기 위해 통증 클리닉을 방문하고 있다고 말했다. 아침부터 밤까지 수십 대의 차량(대부분 다른 주 번호판을 달고 있었다)이 클리닉이 위치한 쇼핑센터 주차장을 꽉 메웠다.

머틀 비치의 약사인 론 메이슨은 자신의 약국에 강도가 두 차례 침입하고 나서야 퍼듀 영업 사원에게 이 사실을 말했다. 처음은 1999년이었다. 무장 강도가 약국에 들어와 직원 머리에 총을 겨누고 옥시콘틴을 달라고 요구했다. 당시 메이슨은 퍼듀 담당자가 지역에서 벌어지는 일을 알아야 한다고 생각했지만, 판매 수수료를 받고 있었기 때문에 침묵했다.

DEA의 조사가 시작되었을 무렵에도 이 지역의 옥시콘틴 매출액은 급등했다. 2001년 첫 3개월 동안 매출은 무려 100만 달러나 증가했는데, 이는 같은 기간 동안 미국 내 다른 어떤 지역의 매출 증가분보다 30만 달러 이상 많은 수치였다. 매출 폭등에 대한 기자의 질문에 퍼듀 대변인은 이 지역에는 관절염과 같이 진통제가 필요한 질환을 앓고 있는 노인들이 많기 때문이라고 답했다.

그동안 마약성 진통제 제조업체는 환자에게 직접 약물을 홍보하지 않았다. 하지만 퍼듀는 다양한 수단으로 환자에게 옥시콘틴에 대한 메시지를 전달했다. 한 가지 방법은 '통증에 함께 맞서는 동반자Partners Against Pain'라는 기존 홍보 프로그램을 통해 환자에게 해당 지역의 통증 전문가를 소개하는 웹사이트를 운영한 것이었다. 또 퍼듀는 진료 대기실에 팸플릿과 비디오테이프를 비치해 환자가 통증에 대해 의사와 상담하도록 유도했다.

다른 회사라면 자사 약물이 경쟁사 약물보다 오남용 가능성이 적다고 합법적으로 주장할 수 있는 것으로 만족했을 것이다. 하지만 퍼듀에게는 그걸로 충분하지 않았다. 전국 각지의 퍼듀 영업 사원들은 의사를 만나 이 약이 기존 진통제에 비해 남용 가능성이 적거나 전혀 없다고 주장하며 홍보하기 시작했다.

인디애나주의 한 영업 사원은 의사에게 옥시콘틴이 퍼코셋과 같은 기존 진통제보다 더 안전하다고 설명했다. 사우스캐롤라이나의 한 영업 사원은 옥시콘틴은 중독성이 없다고 말했다. 그리고 페닝턴 갭에서는 영업 사원이 그렉 스튜어트라는 약사를 만나 "약물 남용자들은 이 약에 관심이 없을 것"이라고 장담했다.

| 5장 |

시니어 나이트

2000년 가을, 페닝턴 갭의 작은 번화가는 옥시 딜러들로 붐볐다. 그들은 곳곳에 서서 손가락 두 개를 들어 20밀리그램짜리 옥시를 판매한다고 알리거나 손가락 네 개를 펼쳐 40밀리그램짜리 옥시를 구할 수 있다고 했다. 린제이 마이어스는 8살 연상의 정비공인 새 남자친구 레이와 함께 단골 고객이었다.

그들은 옥시를 사느라 하루에 약 300달러를 지출했다. 린제이의 은행 계좌는 이내 바닥났다. 하지만 그녀는 또 다른 현금 공급원을 찾았다. 바로 부모님 침실에 있는 금고였다. 열쇠가 어디 있는지 알고 있던 린제이는 집에 혼자 있을 때 금고를 열었다. 면도 크림 용기처럼 생긴 캔이 두 개 보였다. 그녀는 캔 하나를 집어 들고 안에 있는 상자를 열었다. 구겨진 100달러 지폐가 가득 들어 있었다. 그녀는 지폐를 꺼내면서 "하나님, 감사합니다" 하고 생각했다. 곧 그녀는 주기적으로 금고에서 돈을 훔쳤다. 그러던 어느 날, 린제이는 누군가 열쇠를 치웠다는 사실을 알게 되었다.

린제이의 현금 공급이 중단된 시점은 제너럴스의 시즌 마지막 홈경기인 시니어 나이트 풋볼 경기가 열린 날이었다. 하프타임에는 그해에 졸업하는 선수와 치어리더의 이름이 마이크를 통해 큰 소리로 발표되는데, 졸업생들은 자랑스러워하는 부모님과 함께 친구와 후배들의 박수를 받으며 50야드 라인을 가로질러 걸어 나가곤 했다.

그날 린제이는 가장 돋보일 터였다. 그녀는 졸업을 앞둔 치어리딩 팀 주장이었다. 하지만 무대에 오른 다른 치어리더들이 힘차게 발을 구르고 춤을 추며 목이 터져라 소리를 지르는 동안 린제이는 독감에 걸린 것 같은 기분이 들었다. 24시간 동안 옥시를 투여하지 않은 상태였기에 하루 종일 화장실에 왔다 갔다 했다. 그녀는 옥시를 흡입하기 전까지는 몸이 정상으로 돌아오지 않을 거라는 사실을 깨달았다.

응원전이 끝난 후 그녀는 레이를 만났다. 레이 역시 수중에 돈이 없었지만 동생에게 전화해 당장 100달러를 송금하도록 부탁해 보겠다며 돈을 받는 즉시 40밀리그램짜리 옥시 두 개를 사서 린제이에게 하나를 가져다주겠다고 했다.

몇 시간 후 린제이는 메스꺼움을 참으며 제너럴스를 응원하려고 안간힘을 썼다. 하프타임 휘슬이 울리자 그녀는 레이를 찾으려 경기장을 훑어보았지만 그는 보이지 않았고 관중석에 있는 부모님만 발견했다. 그날은 린제이의 부모에게도 중요한 날이었다. 다른 부모들과 이야기를 나누고 있는 린제이의 부모는 행복하고 여유로워 보였다.

행렬을 시작할 시간이 되었다. 린제이는 경기장의 스피커를 통해 자신의 이름이 울려 퍼지는 것을 들었다. "린제이 마이어스! 여자 치어리딩 대표팀 주장입니다." 장내 아나운서가 말했다. "린제이는 제인과 조니 마이어스의 딸로, 올해 열일곱 살입니다." 제인과 조니는 비참한 표정의 린제이를 에스코트하며 경기장을 가로질렀고, 반대편 사이드라인에 도착하자 딸의 볼에 입을 맞추며 자랑스럽다고 말했다. 린제이는 행복한 척했다. 부모님이 떠나자마자 린제이는 관중석을 눈으로 훑으며 레이를 찾았다. 그리고 마침내 계단을 내려와 경기장으로 향하는 레이를 발견했다. 레이는 그녀와 눈을 마주치지 않은 채 경기장 아래 통로를 향해 계속 걸었다. 잠시 후 린제이는 다른 치어리더들 사이로 슬그머니 빠져나와 레이를 따라갔다. 통로에서 기다리던 레이는 이미 약에 취한 상태였다. 그는 린제이에게 옥시 40밀리그램이 들어 있는 작은 셀로판 포장을 건넸다. 그녀는 근처 화장실로 가서 챕스틱 튜브로 알약을 부수고 가루를 흡입한 후 코를 닦고 다시 경기장으로 뛰어나갔다.

리 카운티 전역에서 옥시콘틴 사태는 더욱 악화되었다. 약물에 중독된 부모의 방임으로 인해 위탁 양육을 받아야 하는 아동의 수가 두 배로 증가했다. 한 지역 메타돈 클리닉은 하루에 약 15명의 오피오이드 중독 환자를 치료할 수 있을 것으로 예상했지만, 클리닉이 문을 연 지 6개월이 지나자 일일 내원 환자가 250명에 달했다. 대부분 옥시콘틴에 중독된 사람들이었다.

퍼듀 내부에서는 메인주 검사 제이 맥클로스키의 경고가 경종을 울렸다. 회사의 수석 홍보 담당자인 로빈 호겐은 "이 사태를 해결할 전략이 필요하다"고 마케팅 고위 관계자에게 전했다. 맥클로스키의 권고에 따라 회사는 의사를 대상으로 개최하던 주말 '교육' 모임을 중단했고, 복사기로 복제하거나 쉽게 위조할 수 없는 처방전을 배포하기 시작했다.

당시로서는 적절한 조치로 보였지만 아트 밴지의 눈에는 충분하지 않았다. 그는 퍼듀가 시장을 급격하게 확장함으로써 옥시콘틴 유행이 시작되었다고 생각했고, 이를 되돌리려면 퍼듀의 마케팅 및 판매 방식에 대대적인 변화가 있어야 한다고 보았다.

2000년 11월, 밴지는 퍼듀의 데이비드 해독스에게 다시 연락을 취했다. 리치몬드에서의 모임이 있은 지 한 달이 지난 시점이었다. 밴지는 이 지역을 다시 한번 방문할 예정이었던 해독스와 저녁 약속을 잡았다. 밴지, 해독스, 그리고 래리 라벤더라는 지역 약물 남용 상담사가 함께하는 자리였다.

옥시콘틴은 사람들이 남용한 최초의 약물이 아니다. 사실 마약성 진통제의 역사는 중독성 없이 통증을 없애는 '마법의 해결책'을 찾으려 했던, 실패로 돌아간 시도의 연속이었다. 처음엔 모르핀이 아편보다 중독성이 덜하다고 여겨졌고, 1898년에는 모르핀 대체제로 헤로인이 시판되기 시작했다. 헤로인을 모르핀 중독 치료제로 옹호하는 의사들도 일부 있었지만 헤로인은 금세 중독성이 드러나면서 1924년부터 제조가 금지되었다. 몇 년 후, 하이드로모폰hydromorphone이라는 마약 성분이 함유된 새로운 진통제 딜라우디드Dilaudid가 등장했다. 중독성이 없는 모르핀 대체제로 환영받았던 딜라우디드는 곧 '약국 헤로인'이라는 별명이 붙을 정도로 널리 남용되었다.

1960년대 후반, 스털링 드럭스Sterling Drugs라는 제약 회사에서 진통 효과는 있지만 중독성이 없는 펜타조신pentazocine이라는 약물을 합성해 탈윈Talwin이라는 상품명으로 판매한다고 발표했다. 이는 켄터키주 렉싱턴에 있는 연방 교도소 수감자를 포함한 수천 명을 대상으로 임상 실험을 실시해 그 결과를 기반으로 한 것이었다. 하지만 마약 중독자들은 곧 이 약물에서 헤로인과 같은 효과를 얻는 방법을 발견했다. 탈윈 정제를 항히스타민제와 함께 물에 녹이면 주사 가능한 스피드볼speed-ball(코카인과 헤로인의 혼합물과 같이 흥분제와 진정제 계열의 마약을 섞은 것 – 옮긴이)을 만들 수 있었는데, 이것이 중독자들 사이에서 'T와 블루스 T's and Blues'로 알려진 헤로인 대용품으로 사용된 것이다.

탈윈의 남용이 너무 심각해지자 스털링은 탈윈에 날록손naloxone이 라는 화합물을 추가해 약물을 다시 제조하기로 했고, 이 새로운 약물은 탈윈 NX로 판매되었다. 다른 여러 마약성 진통제와 마찬가지로 날록손 도 아편 양귀비에서 추출한 성분이지만 헤로인이나 옥시코돈과 같은 약물과는 정반대의 효과를 냈다. 날록손은 뇌의 '수용체'를 자극해 신경 전달물질을 분비시켜 쾌감을 유발하는 대신 해당 부위에서 화학적 전 달을 차단함으로써 마약성 진통제의 효과를 상쇄했다. 수십 년 후, 경 찰관은 약물을 과다 복용한 사람을 소생시켜야 할 때를 대비해 나르칸 Narcan(날록손의 상품명이다)이 함유된 비강 스프레이나 피하 주사제를 휴대하게 된다. 한편, 탈윈에 날록손을 첨가해도 진통 효과에는 지장이 없었는데, 이는 알약을 경구 복용하면 위가 날록손을 중화시키기 때문 이다. 그러나 탈윈 NX를 주사로 투여하는 경우 날록손은 모든 쾌감을 차단했다. 1980년대 초 탈윈 NX가 등장한 직후, 약물 남용은 급격히 감 소했다.

그날 저녁 해독스는 약속 시간보다 늦게 나타났다. 그는 노스캐롤 라이나에서 열린 옥시콘틴 남용에 관한 회의에서 방금 돌아왔다며 사 과했다. 식사 시간 내내 해독스는 약물 남용과 중독에 대한 해박한 지 식으로 밴지와 라벤더에게 깊은 인상을 심어주었다. 라벤더가 자신의 환자 중 한 명인 13세 소녀가 옥시콘틴을 정맥으로 투여한 이야기를 들려주자 그는 진심으로 안타까워했다. 밴지는 퍼듀가 약을 너무 쉽게 구할 수 있게 한다고 우려하면서, 퍼듀가 취했으면 하는 조치 목록이 적힌 종이를 해독스에게 건넸다. 종이에는 이렇게 적혀 있었다.

1. 모든 의사에게 붉은 글씨로 된 경고 서한을 보내 미국 일부 지역에서 옥시콘틴의 대규모 남용(정맥으로 주사하거나 코로 흡입)이 확인되었으며, 이는 오피오이드 의존과 중독을 초래함으로써 의학적, 개인적, 사회적 영향을 미친다는 사실을 주지시킨다.

2. 통증 치료 분야에서 진료하는 의사에게는 더욱 광범위한 경고 공지를 보낸다.

3. 만성 비악성 통증에 옥시콘틴 사용을 조장하는 모든 광고를 중단함으로써 이러한 통증에는 옥시콘틴을 사용하지 않도록 한다.

4. 퍼듀 파마의 웹사이트에 미국 내 일부 지역에서 옥시콘틴 남용이 보고되었다는 사실을 고지하고 자세한 정보를 제공한다.

5. 만성 비악성 통증에 오피오이드 사용을 대대적으로 홍보하는 전국 통증 치료 세미나에 후원을 중단한다.

6. 남용이 심각한 것으로 알려진 지역(특히 버지니아주 남서부, 오하이오주 신시내티, 펜실베이니아주 알투나, 메인주)의 옥시콘틴 판매와 관련해 퍼듀가 보유하고 있는 데이터를 면밀히 검토한다.

   - 이 지역에서 의사들의 옥시콘틴 처방량(예: 인구 10만 명당 그램 수)이 유난히 많은가?

   - 이러한 곳에서 남용 사례가 더 자주 등장하거나 처방 빈도가 훨씬 잦

은 것은 아닌가?

- 이 지역이 퍼듀 파마가 의사들에게 옥시콘틴 사용을 더 집중적으로 마케팅하기 위해 타깃으로 삼은 지역인가?

- 약물 남용과 관련해 지역적 다양성을 설명할 수 있는 다른 요인으로 는 무엇이 있는가?

7. 옥시콘틴을 옥시코돈/날록손으로 대체한다. 이렇게 할 경우 약물 남용이 상당히 줄어들 것으로 예상된다.

- 아트 밴지, M.D.

문서를 훑어본 해독스는 밴지와 라벤더에게 건의 사항을 전달하겠 다고 약속했다. 이 문제에 대한 해독스의 관심에 감동한 밴지는 해독스 에게 후속 편지를 보내 시간을 할애해 방문해 준 것에 감사하며, 퍼듀 가 버지니아 남서부 학교에서 운영되는 약물 남용 교육 프로그램에 자 금 지원을 고려해 줄 것을 다시 한번 제안했다. 그런 다음 그는 평소 연 락을 주고받던 또 다른 퍼듀 임원인 닥터 다니엘 스파이커에게 편지를 썼다.

래리와 저는 지난밤에 데이비드 해독스를 만나게 되어 영광으로 생각 합니다. 데이비드가 몇 가지 실용적인 제안을 해달라고 해서 2000년 11월 20일에 작성한 목록을 전달했습니다. 이 중 일부는 가혹하고 비 현실적으로 보일 수도 있습니다만, 전국 각지에서 드러나고 있는 옥 시콘틴 남용의 범위와 규모는 누구도 예상하지 못했을 겁니다. 샌프 란시스코와 뉴욕이 HIV(에이즈를 유발하는 바이러스) 초기에 그랬던 것처럼, 이들 지역이 감시 대상 지역이 될까 봐 걱정입니다. 누구도 이런 일이 발생하는 이유를 속속들이 파악하지는 못할 겁니다. 따라서 이 문제에 대한 이해가 넓어지고 합의가 이루어질 때까지 만성 비악성 통증에 대한 옥시콘틴의 홍보를 중단할 것을 제안합니다. 현 상황을 좀 더 명확하게 파악할 때까지는 이것이 우리 사회의 공중 보건뿐만 아니라 퍼듀에게도 최선이라고 생각합니다.

퍼듀는 밴지의 권고에 관심이 없었다.

밴지가 해독스에게 권고안을 전달한 지 얼마 지나지 않아 예일대학교의 약물 남용 전문가인 닥터 데이비드 피엘린과 닥터 리처드 쇼튼펠드가 페닝턴 갭에서 동쪽으로 약 50마일 떨어진 작은 마을 세인트폴에 있는 커뮤니티 센터에 도착했다. 곧 150명 정도가 홀 안으로 들어왔다. 테이블에는 치킨과 비스킷, 샐러드 등 뷔페 스타일의 저녁 식사가 준비되어 있었다. 참석자 중 상당수는 빈스 스트라비노처럼 의과대학을 다니는 동안 정부에서 받은 학자금 대출금을 갚기 위해 애팔래치아 연방 공중보건국에서 일하려고 온 의사들이었다.

아트 밴지가 이 회의를 주선한 건 두 가지 이유에서였다. 첫 번째는 아편 중독에 대한 경험이 거의 없는 리 카운티와 인근 지역 의사들을 교육하는 것이었다. 헤로인은 애팔래치아에서 이루어지는 마약 거래에서 주류를 차지했던 적이 없다. 헤로인 거래의 중심이자 밀매 경로 역할을 하는 대도시, 그리고 주간州間 고속도로에서 너무 멀리 떨어져 있기 때문이었다. 그러나 이제 이 지역의 모든 의사는 헤로인만큼 중독성이 강한 합법적 약물인 옥시콘틴에 중독된 사람들을 상대하고 있었다.

이곳의 의료 커뮤니티는 (특히 애팔래치아 통증 재단과 같은 단체가 퍼뜨리는) 잘못된 정보에 취약한 상태였고, 그는 올바른 정보가 해독제 역할을 하길 바랐다.

피엘린과 쇼튼펠드는 중독의 과정과 다양한 치료 방법을 청중에게 설명했다. 그들은 전문가들조차 누구는 약물에 중독되고 누구는 중독되지 않는 이유를 아직 명확히 알지 못하며 유전적, 신경생물학적, 사회적 요인이 모두 작용하는 것으로 추정된다고 말했다. 두 사람은 의사의 감독하에 오피오이드를 복용하는 사람이 (심리적이 아니라) 신체적으로 약물에 의존하게 되는 자연스러운 과정인 '약물 의존'은 중독과 다르다고 지적했다. 오피오이드 옹호자들은 오피오이드를 중단하거나 복용량을 줄일 때 금단 증상이 발생하기 때문에 환자를 중독자로 잘못 인식하는 경우가 있다고 예전부터 주장해 왔다. 그러나 일부 약물 남용 전문가들은 약물 의존과 중독 간의 경계가 명확하지 않다고 생각했다. 마약성 진통제 금단으로 인한 격렬한 신체 반응과 심리적 스트레스가 중독에 영향을 미칠 수 있다는 것이다. 다시 말해, 환자가 금단 증상을 두려워하면 진통제를 계속 먹기 위해 무슨 짓이든 할 수 있다는 뜻이다. 피엘린은 옥시콘틴이 매우 유용한 약물이라고 생각하지만, 리 카운티와 같은 곳은 오남용으로 인한 위기 상황에 대처할 수 있는 자원이 부족하므로 옥시콘틴을 처방하기에 이상적인 환경은 아니라고 덧붙였다. 회의가 끝날 무렵, 청중 가운데 한 남성이 질문을 던졌다. 그는 옥시콘틴이 더 이상 처방되지 않으면 오피오이드 남용 문제가 사라질 것으로 생각하는지 물었다. 나중에 누군가가 밴지에게 그 남자는 퍼듀의 영업 사원이라고 말했다.

2000년 12월 초, 세인트폴에서의 회의가 끝나고 일주일쯤 지난 어느 날, 밴지는 지하실에 앉아 이번에는 FDA에 편지를 썼다. 사실 그는 데이비드 해독스와의 만남 이후 낙관적으로 생각하고 있었다. 하지만 해독스나 다른 퍼듀 관계자가 무슨 말을 하든, 회사의 행동, 아니 행동의 부재가 그들의 의도를 훨씬 더 잘 드러낸다는 사실을 깨닫게 되었다. 며칠 전, 그는 메릴랜드주 록빌에 있는 FDA 본부에 전화를 걸어 버지니아 남서부에서 발생한 옥시콘틴 사태의 심각성에 관해 이야기했다. 그 대화의 후속 조치인 이번 서한에서 그는 리 카운티에서 발생한 옥시콘틴 남용 사태에 대해 설명한 후 조치를 취할 것을 촉구했다. 밴지는 또 다른 연방 기관인 국립 약물 남용 연구소National Institute on Drug Abuse에도 사본을 보냈다.

이는 의학 문헌에 기록되지 않은 문제입니다. 통증 치료 분야 전문가들은 만성 비악성 통증에 오피오이드 사용을 장려하고 있으며, 퍼듀파마는 이를 위해 공격적으로 마케팅을 해왔습니다. 오피오이드의 자유로운 사용에 대한 실제 경험은 우리 지역의 공중 보건 재앙이자 사회적 재앙임이 입증되었으며, 향후 몇 년 동안 전국적으로 일어날 상황을 보여주는 단초가 아닐까 우려됩니다.

가능하다면 귀 기관에서 이 문제에 대해 심층적으로 조사해 주시기를 요청합니다. 이 문제로 인해 우리 지역에서 발생한 파장의 심각성은 아무리 강조해도 지나치지 않습니다.

저는 퍼듀 파마의 고위 의료 책임자인 닥터 다니엘 스파이커와 이야기를 나눴습니다. 그들은 이 문제에 대해 잘 알고 있습니다. 무엇보다

도 저는 미국의 모든 의사에게 경고 서한 또는 긴급 공지문을 보내 적어도 미국의 특정 지역에서 옥시콘틴 남용(흡입 및 주사)이 오피오이드 의존을 유발할 수 있으며, 처방전을 발급하는 모든 의사가 이러한 가능성을 인지할 필요가 있다고 설명할 것을 제안했었습니다.

얼마 후 아트 밴지는 리 카운티 병원에서 회진을 돌다가 빈스 스트라비노를 만났다. 그는 스트라비노에게 옥시콘틴 사태를 해결할 방법은 단 하나, 정부가 약물을 전량 회수하는 것뿐이라고 말했다. 밴지가 쉽게 이러한 말을 꺼낸 건 아니다. 이러한 결론을 내리기까지는 퍼듀의 역할이 컸다. 퍼듀는 약품 공급을 제한하거나 전국 의사들에게 진통제 오남용 증가에 대한 경고를 보내는 등 밴지가 중요하게 생각한 조치를 취하는 데 아무런 관심을 보이지 않았다. 밴지는 퍼듀가 옥시콘틴으로 인해 발생하는 문제에 대해 책임질 생각이 없으며 가능한 한 광범위하게 마케팅을 지속할 것이라고 결론을 내렸다.

그는 퍼듀와 싸움을 시작하고 싶지 않았다. 하지만 이제 다른 선택의 여지가 없었다. 그와 리 카운티 주민들이 나서서 FDA가 조치를 취하도록 설득해야 했다.

6장

핫 스폿

2001년 3월, 버지니아주 법무장관 마크 얼리의 요청으로 퍼듀 경영진이 버지니아주 리치몬드에 도착했다. 얼리는 퍼듀의 회장이자 레이먼드 새클러의 아들인 리처드 새클러에게 편지를 보내 "옥시콘틴 불법 판매가 광범위하게 확대되면서 버지니아 남서부에서 중독이 만연하고 범죄 행위가 급증하고 있다"며 '심각한' 우려를 표명했다.

경영진 그룹은 리처드 새클러가 아니라 회사의 수석 변호사 하워드 우델이 이끌었는데, 그는 얼리에게 회사가 최근 메인주에서 발표한 것과 유사한 방안을 제시했다. 이번에는 청소년에게 처방약의 위험성을 경고하는 프로그램을 신설하고 버지니아주에서 처방전 모니터링 시스템을 개발하는 데 필요한 10만 달러의 보조금 조항이 추가되었다.

얼마 전 밴지는 FDA에 옥시콘틴 리콜을 요구하는 시민 청원을 시작하겠다는 계획을 공개적으로 발표했다. 이를 안 퍼듀는 리치몬드 회의에 참석해 지역 약물 남용 상담 프로그램을 재정적으로 지원하겠으나 여기에는 조건이 따른다는 점을 분명히 했다. 퍼듀는 밴지가 옥시콘틴 반대 캠페인에 자금을 사용할까 봐 우려했기 때문에 밴지가 이 프로그램에 관여하지 않기를 바랐다. 회의에 참석했던 리 카운티 보안관 게리 파슨스가 이 소식을 밴지에게 전했다. "제가 제외되어야 카운티에

도움이 된다면 그렇게 해도 괜찮습니다." 밴지가 답했다.

일주일 후, 리 고등학교 강당에 사람들이 모여들었다. 자녀, 형제자매, 연인, 친구가 옥시콘틴 남용의 피해자가 된 지역 주민 800여 명이었다. 이들은 무겁고 혼란스러운 마음으로, 밴지를 비롯한 연사들의 강연을 들으러 모였다. 학교 밖에는 작업복을 입은 한 남성이 판지에 급히 쓴 듯한 팻말을 들고 있었다. "마약 밀매자들을 고발한다!"

제인 마이어스는 린제이, 그녀의 남자친구 레이와 함께 청중석에 앉았다. 린제이가 학교에 온 건 두 달 만이었다. 린제이와 레이는 집에서 가장 가까운 메타돈 클리닉이 있는 테네시주 녹스빌까지 왕복 4시간 거리를 오가며 재활 치료를 받고 있었다. 클리닉은 녹스빌의 우범지역에 있었는데, 근처 길모퉁이에서는 마약상들이 크랙 코카인을 팔고 있었다.

린제이는 재활 프로그램에 충실히 참여했다. 학교에는 더 이상 갈 수 없었지만, 그녀의 어머니는 딸이 친구들과 함께 졸업할 수 있게 해주려고 매일 오후 집으로 가정 교사를 불렀다. 린제이는 메타돈을 복용하면서 기존에 투여하던 마약을 다른 것으로 대체했다는 느낌을 지울 수 없었다.

베스 수녀가 모임의 시작을 알렸고, 몇몇 교회 지도자들이 그 뒤를 이어 발언했다. 그러고는 밴지가 말문을 열었다. 그는 한동안 옥시콘틴의 이점이 위험보다 더 클 것으로 믿었다고 말했다. 하지만 이제는 그렇지 않다는 게 분명해졌다. "약물 남용이 수많은 가정과 지역 사회에 초래한 고통과 피해는 약물로 얻는 이득을 훨씬 뛰어넘는 수준입니다."

그는 이렇게 말했다.

페닝턴 갭에서 발행되는 주간지 〈파월 밸리 뉴스*Powell Valley News*〉는 1면 대부분을 이 강연에 대한 설명에 할애했다. 기사에는 리콜 요구에 대한 퍼듀의 입장도 있었다. 퍼듀는 편집자에게 보낸 서한에서 옥시콘틴을 리콜하거나 사용에 제한을 두는 조치는 취하지 않겠다고 밝혔다. "옥시콘틴에 대한 접근성을 제한하려는 모든 시도는 통증을 조절하고 삶의 기능을 회복하기 위해 이 약에 의존하는 수천 명의 환자에게 피해를 줄 것입니다."

———

퍼듀와 같은 수십억 달러 규모의 제약 회사가 아트 밴지와 같은 작은 시골 마을 의사에게 일일이 대응하는 것은 다소 의아하게 보일 수 있다. 2000년, 퍼듀 임원들은 중독이 만연한 지역을 돌아다니며 진통제 남용이 몇몇 '핫 스폿'에 국한되어 있다고 주장했다. 하지만 2001년 초가 되자, 이들은 옥시콘틴을 향한 강력한 역풍이 불고 있음을 감지했다. 2월에 켄터키주 동부에서 '옥시페스트*OxyFest*'라고 불린 대규모 마약 단속이 벌어졌다. 그 결과 200명 이상이 옥시콘틴을 불법으로 소지하거나 판매한 혐의로 체포되면서, 옥시콘틴 남용 문제는 언론의 대대적인 주목을 받게 되었다. 주요 언론 매체는 '경이로운' 약물인 옥시콘틴이 몰락한 이야기를 집중 조명했다. 남용 가능성이 거의 없다고 알려진 강력한 진통제가 파괴적인 길거리 마약으로 전락한 것이다.

옥시페스트가 있은 지 몇 주 후, 〈뉴욕 타임스*The New York Times*〉는 1면 기사에서 옥시콘틴이 안전하다는 퍼듀의 주장에 의문을 제기했다. 일부 의사와 약사는 지나치게 공격적인 마케팅이 사태를 악화시켰을 것으로 생각한다고 말했다. 기사에 인용된 검시관과 지역 당국자에 따르면, 옥시콘틴은 최소 120건의 약물 과다 복용 사망 사고를 일으킨 원인으로 간주되었다. 한 DEA 관계자는 지난 20년 동안 등장한 처방약 중 출시 직후 이렇게 많은 사람이 이토록 단기간에 남용한 사례는 없었다고 말했다. 〈타임Time〉, 〈뉴스위크Newsweek〉, 〈피플People〉 등 다른 주간지에도 옥시콘틴 남용에 대한 기사가 보도되었다. 퍼듀가 옥시콘틴에 관한 언론 보도를 모니터링하기 위해 고용한 홍보 회사인 플레시먼힐러드FleishmanHillard는 "옥시콘틴에 대한 이야기가 계속해서 미디어를 장악하고 있다"며, 당시 언론의 논조를 잘 드러내는 2001년 NBC 텔레비전 네트워크의 보도를 인용해 다음과 같이 보고했다.

3월 22일, NBC 〈이브닝 뉴스〉는 청소년과 청년층의 옥시콘틴 남용에 초점을 맞춘 코너를 방영했다. NBC에서는 상당히 균형 잡힌 보도를 제공했지만, 미국 최대 미디어 시장이라 할 수 있는 여러 곳의 NBC 지역 방송에서 옥시콘틴에 중독된 남편이 집에 불을 지르려 한 이야기를 담은 티저 영상을 먼저 내보냈다. 그의 아내는 인터뷰에서 "옥시콘틴은 퇴출되어야 합니다. 이 약물은 사람들을 죽이고 있어요"라고 말했다. NBC 〈이브닝 뉴스〉의 보도에서 한 의사는 환자에게 옥시콘틴을 처방하지 않겠다며, 제약 회사에서 중독성이 덜한 새로운 약물을 제조해야 한다고 주장했다. 이러한 발언은 의사의 처방 패턴을 규제하려는 입법자들에게 도화선이 되었고, NBC의 보도 덕분에 미국 전역의 시청자들이 이 발언을 들었다.

옥시콘틴이 나오기 전까지 대부분의 언론인은 퍼듀 파마에 대해 들어본 적이 없었다. 새클러 가문에 대해서도 마찬가지였다. 새클러라는 이름을 들어본 사람도 제약 산업보다는 이 가문의 이름이 새겨진 미술관, 갤러리, 의과대학과 연관 짓는 경우가 더 많았다. 종종 사회면에 새클러 집안사람의 사진이 실리기도 했지만, 이들은 대체로 별다른 조사를 받지 않았다. 대부분의 미국 제약 회사와 달리, 퍼듀는 새클러 가문의 개인 소유 기업이었다. 주식이 공개적으로 거래되지 않았기 때문에 재무 기록과 비즈니스 거래는 외부의 감사를 받지 않았다. 기자들은 이 회사를 취재하지 않았고, 제약 업계 애널리스트들은 이 회사의 운영에 대해 의견을 제시하지 않았으며, 상장 기업 이사회에서 활동하는 사외이사도 회사에 영향을 미칠 수 없었다.

회사가 전례 없는 위기에 직면했을 때도 퍼듀와 가장 밀접하게 관련된 세 명(모티머, 레이먼드, 레이먼드의 아들 리처드)은 옥시콘틴 남용에 대해 공개적으로 언급하지 않았다. 대신 새클러 가문은 데이비드 해독스나 회사의 최고 운영 책임자 마이클 프리드먼, 수석 변호사 하워드 우델 등 퍼듀 경영진을 통해 정부 관계자나 언론과 소통했다.

옥시콘틴 남용에 대한 보도가 나간 이후 FDA 관리들이 퍼듀 본사에 연락을 취했다. 한 FDA 관계자는 이렇게 말했다. "우리는 들리는 내용에 대해 크게 우려하고 있으며, 문제가 더 악화되기 전에 어떻게 협력하고 중재할 수 있을지 알고 싶다는 의사를 분명히 전달했습니다."

이제 옥시콘틴과 퍼듀의 운명은 갈림길에 놓였다. 2000년, 리처드 새클러는 영업 사원들이 모인 자리에서 옥시콘틴의 매출 성장이 앞으로 몇 년 동안 회사의 성장 동력이 될 거라고 말했지만, 회사의 평판이 공격받고 정부 규제 당국이 퍼듀의 위기 대응에 의문을 제기하면서 이 모든 것이 위험에 처했다.

로빈 호겐을 비롯한 퍼듀 경영진의 지시에 따라, 홍보 담당자들은 옥시콘틴의 공격적인 마케팅에 대한 비판을 무마하고 판매 규제를 피하고자 몇 가지 전략을 개발했다.

우선 위기관리 전문가와 미디어 컨설턴트로 구성된 전담 인력을 고용했다. 그중 한 곳인 맥긴 그룹McGinn Group은 위기에 처한 유방 보형물 제조업체와 납 페인트 업계를 대변한 적이 있었고, 또 다른 회사인 니콜스-디젠홀Nichols-Dezenhall은 스스로를 '위기관리 및 고위험 커뮤니케이션 분야의 선두 주자'라고 설명했다. 두 회사는 옥시콘틴을 둘러싼 소용돌이를 진정시키고 퍼듀 경영진이 언론의 불공정 보도라고 느끼는 부분을 바로잡기 위해 대응에 나섰다. 이러한 반격은 옥시콘틴의 합법적 사용을 강화하고 언론의 시선을 다른 곳으로 돌림으로써 일반적인 처방약 남용에 대한 주제로 관심을 전환하기 위한 것이었다. 퍼듀의 주장에 따르면, 옥시콘틴은 연이어 발생하는 약물 남용 사태에서 가장 최근에 등장한 '최신 약물'에 불과했다. 이러한 주장을 뒷받침하기 위해 퍼듀는 (바이코딘과 같은) 하이드로코돈 함유 진통제의 과다 복용 보고 건수가 (옥시콘틴과 같은) 옥시코돈 함유 약물 건수보다 훨씬 많다는 것을 보여주는 원형 차트를 제작해 배포했다. 거짓 통계는 아니었지만, 하이드로코돈이 함유된 진통제는 옥시코돈 함유 진통제보다 3배 더 많이 처방되었기 때문에 분명 오해의 소지가 있었다.

퍼듀가 펼친 방어 전략의 중심에는 치료에 만족한 통증 환자들의 증언이 있었다. 커뮤니케이션 컨설턴트의 세심한 코칭을 받은 회사 경영진은, 마약 중독자의 행동 때문에 법을 준수하는 환자가 약을 구하지 못한다면 이는 비극이 아닐 수 없다고 주장했다. 2001년 초, 퍼듀가 고용한 버지니아의 한 소규모 홍보 회사는 "옥시콘틴 남용에 대한 모든 언론 보도에서 '침묵하는 희생자'는 통증으로 고통받는 환자들이라는 메시지를 전달하는 것"이 자신들의 사명이라고 했다. 이제 새로운 '마약과의 전쟁'이 통증 환자의 안녕을 위협한다는 초기 통증 치료 운동의 주장을 되풀이하는 기사가 등장하기 시작했다. 일부에서는 언론이 옥시콘틴의 어두운 면에 초점을 맞춘 것이 오남용 문제를 악화시켰다고 주장하기도 했다. 텔레비전 비평가인 톰 셰일즈는 옥시콘틴에 대한 언론의 집중적인 보도로 인해 호기심 많은 젊은이들이 이 약을 시도하게 되었다고 주장하며 이렇게 말했다.

뉴스는 약에 취하는 방법을 알려줍니다. 그런 다음 기자들은 남용이 점점 더 대중화되고 있다며 충격과 실망이 담긴 후속 보도를 합니다. 네, 더 많은 아이들이 뉴스에서 이 약에 대해 듣고, 심지어 사용 방법까지 접하고는 쾌감을 얻기 위해 이 약물을 사용하는 겁니다.

그러나 퍼듀가 주장한 것과 달리 옥시콘틴 남용에 대한 보도가 늘어나면서 변화가 나타나고 있었다. 일부 의사들은 옥시콘틴 처방을 줄이거나 아예 중단했다. 옥시콘틴을 복용하면서 효과를 본 일부 환자들도 의사에게 이 약을 끊어달라고 요청했다.

데이비드 해독스를 비롯한 퍼듀 최고 경영진은 언론에 자신들의 노력을 알리기 시작했다. 퍼듀는 옥시콘틴 오남용을 줄이기 위해 최대한 신속하게 움직였으며, 이는 제약 업계에서 전례가 없는 일이라고 했다. 또한 '기업 책임의 새로운 표준'이라는 것도 제정했다고 했다.

퍼듀 내부 자료에 의하면, 퍼듀는 주요 국회의원 및 부시 행정부 관리에게 "옥시콘틴의 안전한 사용을 도모하려는 회사 차원의 자발적 노력만이 의사와 환자의 관계를 저해하지 않으면서 옥시콘틴을 처방할 수 있는 유일한 수단"이라고 설득하기 위해 막대한 자금을 동원한 로비를 시작했다. 퍼듀가 가장 두려워한 것은 DEA가 옥시콘틴 및 기타 옥시코돈 함유 약물을 만드는 데 필요한 아편 유래 물질인 테베인의 수입 한도를 줄이는 조치였다.

로빈 호건은 나중에 회사 임원들이 모인 자리에서 "우리는 처참하게 패한 후 죽어가고 있었습니다"라고 말했다. "마치 프로 권투 선수가 복부에 주먹을 맞고 얼굴을 가격당한 다음 다시 복부에 강타를 맞고 휘청거리는 것 같았죠. 로프에 기댄 채 매출의 약 80%를 창출하는 제품에 대한 이런 보도와 마주하고 있는 겁니다."

리 고등학교에서 집회가 열린 지 약 일주일 후, 밴지는 퍼듀 직원으로부터 전화를 받았다. 회사 최고 경영진이 그를 만나기 위해 리 카운티로 간다면 만나주겠냐는 내용이었다. 밴지는 기꺼이 그렇게 하겠다고 답했다. 하지만 수 엘라는 퍼듀에서 아트를 만나려 하는 이유를 설명하지 않은 데다, 회사 관계자들이 이 만남을 통해 리콜 청원에 대해 논의하고 그에게 소송을 걸겠다고 협박할지도 모른다며 걱정했다.

몇 년 전, 지역 환경 단체를 대변하던 수 엘라는 뉴욕시 쓰레기를 애팔래치아에 버리려던 폐기물 처리 회사로부터 1000만 달러를 배상하라는 소송을 당한 적이 있었다. 이 회사의 소송은 물론 쓰레기 투기 계획도 실패로 돌아갔지만, 수 엘라는 그 회사가 소송을 무기 삼아 훨씬 작은 상대를 협박했던 사실을 떠올렸고, 변호사의 입장에서 퍼듀가 남편을 상대로 같은 전술을 사용할까 봐 두려웠다. 그녀는 아트에게 퍼듀 일행과 만나는 자리에 그가 혼자 가는 건 원치 않는다고 말했고, 리 건강 연합의 다른 회원들도 기꺼이 그와 동행하기로 했다.

3월 늦은 오후, 세 대의 차량이 페닝턴 갭을 떠나 버지니아주 더필드 인근 마을에 있는 라마다 호텔로 향했다. 밴지와 수 엘라 부부, 베스 데이비스, 엘리자베스 바인스, 빈스 스트라비노, 약물 남용 상담가 래리 라벤더, 약사 그렉 스튜어트, 그리고 지역 은행원인 한 남성이 함께하는 여정이었다.

퍼듀 일행은 코네티컷에서 회사 전용기 출발이 지연된 바람에 늦는다는 소식을 전해왔다. 한 시간 뒤에 도착한 데이비드 해독스는 밴지와 악수를 나눈 후 퍼듀의 최고 운영 책임자 마이클 프리드먼과 수석 변호사 하워드 우델 등 동료들을 소개했다. 작고 아담한 체격에 처진 이중 턱을 지닌 우델은 실제 나이인 60세보다 늙어 보였다. 그는 처음엔 뉴욕시 로펌을 통해, 나중에는 퍼듀에서 근무하며 법조인 경력의 대부분을 새클러 가문을 위해 일했다. 겉모습은 자상한 이웃집 할아버지처럼 보였지만, 사실 그는 날카롭고 공격적이었으며 퍼듀가 옥시콘틴 위기를 헤쳐 나가는 데 중추적인 역할을 담당하고 있었다.

키가 크고 붉은 곱슬머리에 콧수염을 기른 프리드먼은 퍼듀의 영업 및 마케팅 전략을 총괄했다. 퍼듀에 합류하기 전에는 산업용 볼트 제조업체와 용접 및 금속 가공업체에서 최고 영업 책임자로 근무했었다. 떠도는 이야기에 따르면, 프리드먼은 비행기 안에서 우연히 리처드 새클러를 만나 제약 업계에 발을 들여놓게 되었다. 프리드먼과의 대화에 깊은 인상을 받은 새클러가 그를 영입한 것이다. 처음에 프리드먼은 퍼듀의 의약품 라이선스 계약을 추진하는 일을 맡았지만 승진을 거듭해 1990년대 후반 최고 임원이 되었다. 그는 회사 회의에서 향후 10년간 퍼듀가 눈부시게 성장해 미국 10대 제약 회사 대열에 합류할 것이라고 발표했다.

프리드먼은 이들을 회유하려는 모습을 보였다. "여러분들이 끔찍한 문제를 겪고 있다는 사실을 잘 알고 있습니다. 저희가 온 이유는 무엇을 도와드릴 수 있을지 알아보기 위해서입니다."

그는 옥시콘틴 오남용을 줄이기 위해 퍼듀가 이미 취한 조치를 설명했다. 일부 지역의 약물 상담 서비스에 자금을 지원하기 시작했는데, 리 카운티에서도 유사한 프로그램을 실시하는 걸 고려하고 있다며 리 연합이 리콜 청원을 추진하더라도 지원을 계속하겠다고 강조했다.

프리드먼은 예의 바르고 진심으로 염려하는 것 같은 인상을 주고자 했다. 그러나 밴지 일행은 퍼듀가 정말로 돕고 싶다면 날록손을 함유한 새로운 제품을 출시할 때까지 비암성 통증에 대한 옥시콘틴 홍보를 중단해야 한다고 말했다. 해독스는 현재 진통제의 오남용 발생 가능성을 낮추는 방법을 연구 중이라며, 대체 약물 없이 단순히 시장에서 철수하는 것은 진통제를 필요로 하는 환자에게 해를 끼칠 수 있다고 답변했다.

논의가 진척 없이 제자리를 맴돌자, 결국 평정심을 잃은 스트라비노는 자신들은 옥시콘틴 문제에 이해관계가 없다고 소리쳤다. 그들은 단지 공중 보건 참사가 확산되는 것을 막으려 했을 뿐이었다. 스트라비노는 애팔래치아에서 가난한 아이들이 약물 과다 복용 후 다치거나 죽은 상태로 응급실에 실려 오는 사례가 머지않아 교외의 부유한 가정에서도 발생할 거라고 경고했다. 그들의 부모는 주저하지 않고 퍼듀를 고소할 거고, 퍼듀는 앞으로 몇 년 동안 추악하고 값비싼 소송에 휘말리게 될 거라고 말이다.

스트라비노는 계속했다. "이제 뚜껑이 열렸습니다. 하지만 이건 시작에 불과해요. 앞으로 어디에서든 소송이 이어질 테니까요."

그때 밴지가 함께 온 은행 직원을 소개했다. 그는 퍼듀 경영진에게 가족사진을 보여주며 훌륭한 선생님으로 성장한 딸에 대해 자랑스럽게 이야기했다. 그런 다음 옥시콘틴이 초래한 비극을 들려주었다.

그는 막내아들이 옥시콘틴에 중독된 이후 삶의 모든 행복이 사라졌다고 말했다. 전형적인 이야기였다. 공구와 총기처럼 쉽게 팔 수 있는 물건들이 집안에서 사라지기 시작했다. 그러고는 엄청난 카드 대금이 청구되었다. 그의 아들은 상황이 계속 악화되는 중에도 자신에게 문제가 있다는 사실을 부인하다가 마침내 삶이 벼랑 끝에 몰렸다고 생각되자 도움을 요청했다. 2년 후, 아들은 한 가닥 삶의 동아줄을 간신히 부여잡고 있었다. 옥시콘틴 복용과 치료로 인해 가족은 이미 약 8만 달러를 지출했고, 부부의 은퇴 자금은 고갈되었다. 그는 프리드먼, 우델, 해독스에게 밴지의 의견에 동의한다고 말했다. 그는 퍼듀가 옥시콘틴을 더 안전하게 만들 수 있을 때까지 이 약을 시장에서 퇴출해야 한다고 생각했다.

"저희는 평범한 미국인 가족입니다." 그가 말했다. "여러분도 애국심이 있다면 이 나라가 걱정되지 않으십니까?"

퍼듀 일행은 침묵했다. 마침내 프리드먼이 대답했다. "선생님 가정에 이런 문제가 생기다니 정말 유감입니다."

우델은 바닥에서 서류 가방을 집어 들어 열었다. 그러고는 커다란 종이를 여러 장 꺼내 사람들에게 하나씩 나눠주며 말했다.

"지역 신문에 실릴 예정인데 먼저 보여드리고 싶습니다."

신문 전면 광고의 복사본이었다. 광고 제목은 다음과 같았다. '퍼듀 파마에서 리 카운티 시민들에게 보내는 공개서한'. 편지의 말미에는 데이비드 해독스의 이름이 마치 그가 직접 쓴 편지인 것처럼 적혀 있었다. 편지는 이렇게 시작되었다.

"저는 애팔래치아 출신으로, 통증과 약물 남용을 연구하고 치료하는 데 평생을 바친 의사입니다. 하지만 오늘은 옥시콘틴 정제를 제조하는 퍼듀 파마를 대신하여 여러분께 편지를 씁니다."

해독스는 편지에서 퍼듀가 '처방약 남용이 리 카운티에 끼친 폐해'에 대해 크게 우려하고 있으며, 이를 해결하기 위해 최선을 다하는 중이라고 말했다. 그러나 "최근 리 카운티 고등학교에서 열린 회의에서 논의된 몇 가지 사항에 대해 명확한 사실관계를 밝힘으로써 진실이라는 토대 위에서 함께 협력할 수 있기를 원한다"라고 했다.

일부 신문 보도에 따르면 퍼듀는 메디케이드Medicaid를 비롯한 납세자 지원 의료 프로그램에 의존하는 (애팔래치아 같은) 가난한 지역 의사들에게 특히 중점적으로 옥시콘틴을 마케팅했다. 그러나 편지에서는 굵은 글씨체로 이러한 주장이 사실이 아니라고 했다. "퍼듀가 처음부터 옥시콘틴의 남용 가능성을 알고도 아무런 조치를 취하지 않았다고 말하는 것도 마찬가지로 거짓입니다." 해독스는 이렇게 주장하며, 쉽고 간단하게 옥시콘틴의 성분을 변경해 새로운 진통제를 만들 수 있다는 주장도 반박했다.

"우리는 리 카운티 주민들이 옥시콘틴 리콜을 요구하는 청원을 추진하기 위해 많은 시간과 노력을 쏟아부을 것을 알고 있습니다." 광고는 이렇게 이어졌다. "우리는 누구든 자신의 견해를 공개적으로 표현할 수 있는 나라에 살고 있습니다. 그러나 단 하나의 약물, 특히 수백만 명의 환자들이 의존하는 약물 하나를 제거한다고 해서 남용 문제가 해결되지는 않을 겁니다. … 이런 불필요한 청원 운동 대신 약물 남용과 중독이라는 끔찍한 문제에 대처하는 보다 긍정적인 방법에 리 카운티 주민들의 에너지를 사용할 수 있길 바랍니다." 그러고는 학교 교육 프로그램 및 처방 모니터링 계획을 포함한 다양한 노력을 통해 이를 달성할 수 있다고 제안했다.

스트라비노, 수 엘라, 베스 데이비스가 느끼기에 이 만남의 목적은 분명했다. 퍼듀가 그들의 목구멍으로 광고를 밀어 넣기 위해 고안한 계략이었다. 분노한 수 엘라가 해독스에게 맞섰다.

"지금까지 제가 들은 말 중에서 가장 모욕적인 발언이군요. 당신은 석탄 업계가 그동안 저지른 것보다 훨씬 더 큰 피해를 애팔래치아에 끼쳤어요."

해독스는 자세를 고쳐 앉으며 말했다. "말도 안 됩니다."

"당신이 어떻게 생각하건 상관없어요." 수 엘라가 대꾸했다. "진실은 반드시 밝혀질 겁니다. 난 더 이상 여기 있을 수 없어요."

그녀는 곧바로 로비로 향했다. 약사 그렉 스튜어트도 그녀의 뒤를 따랐다.

"제가 계산할게요." 그녀가 말했다.

"이미 했어요." 그가 말했다.

"저 사람들 것도 하셨어요?"

"그럴 리가요."

다음 날 아침, 세 명의 퍼듀 경영진은 베스 데이비스와 보안관 파슨스, 카운티 검사 태미 맥엘리야를 포함한 지역 인사들과 카페에서 만났다. 데이비드 해독스는 전날 밤의 일로 여전히 기분이 안 좋아 보였다. 프리드먼과 우델은 옥시콘틴 남용으로 인해 이 지역의 법 집행 및 마약 치료 프로그램이 어떻게 무너졌는지에 대한 파슨스 보안관의 이야기를 경청했다.

"우리가 도울 수 있을 것 같습니다." 프리드먼이 제안했다.

프리드먼과 우델은 10만 달러를 기부하겠다고 말했다. 테이블에 있던 사람들은 반색했지만 베스 수녀는 우델을 쏘아보았다.

코네티컷으로 돌아온 퍼듀 경영진은 리 카운티 주민들에게 보낼 회사의 '공개서한'을 공개하는 것이 현명한 조치일지에 대해 재고했다. 리 건강 연합도 퍼듀의 제안을 어떻게 처리할지 결정해야 했다. 몇 차례 이어진 회의에서 파슨스 보안관과 그렉 스튜어트를 포함한 여러 회원은 기부금을 받아야 한다고 말했다. 스튜어트는 퍼듀가 이 지역에 초래한 불행으로 돈을 벌었기 때문에 피해 복구를 위해 이익의 일부라도 돌려받아야 한다고 말했다. 밴지 역시 비슷한 생각을 하고 있었고, 퍼듀의 기금을 받아들이겠다는 내용의 편지 초안을 작성했다.

하지만 베스 수녀는 그 돈은 피 묻은 더러운 돈이니, 그걸 받으면 연합에서 탈퇴하겠다고 말했다. 베스 수녀는 돈으로 평화를 사려고 애팔래치아로 날아오는 기업 임원들을 보는 데 지쳤다고 했다. 수년 동안 광산 회사, 벌목 회사, 폐기물 운송 회사에 이어 이제는 제약 회사까지 같은 목적으로 그들을 찾아왔다. 경영진들은 매번 "어떻게 도와드릴까요?"라고 물었지만 그들이 진정으로 원하는 건 문제가 사라지는 것이었다.

그녀는 이번만큼은 그런 일이 반복되도록 내버려 둘 수 없다고 말했다. 이미 너무 많은 사람들이 목숨을 잃었다. 그 돈은 분명 리 카운티에 도움이 되겠지만, 그들이 돈에 굴복하면 퍼듀는 훨씬 더 큰 것을 얻을 것이다. 그건 바로, 자기들이 옳은 일을 하고 있다는 홍보를 지속하는 데 쓰일 땔감이었다.

7장

어린이 마약

로라 네이글이 승진 후 처음 맡은 사건은 바로 옥시콘틴 사태였다. 네이글은 헤로인, 코카인 등 불법 마약 딜러와 밀매자를 추적하는 DEA 핵심 부서인 형사과 요원을 거쳐 감독관으로 근무하다가 2000년 말 마약 남용 부서 책임자로 승진했다. 그리고 옥시콘틴과 같은 합법적 약물이 길거리에서 유통되는 사건을 조사하는 업무를 맡게 되었다.

이번 승진으로 네이글은 DEA에서 가장 높은 직급에 오른 여성이 되었다. 남다른 업무 추진력을 갖춘 그녀는 새로운 일에 착수하며 옥시콘틴 사태를 파악하는 데 도움을 얻고자 부서에서 오래 일한 직원들을 한 자리에 모았다. 모두 옥시콘틴이 남용될 가능성이 적다는 퍼듀의 주장은 잘못되었으며, 제약 회사가 의료진에게 이 문제에 대해 충분히 경고하지 않았다고 생각하고 있었다. 그 결과 의사는 이 약물을 처방하는 데 주저할 이유가 없었고, 결국 옥시콘틴이 길거리에서 유통되는 상황에 이른 것이다. FDA 쪽에서 퍼듀를 상대할 의향이 없어 보이자, 네이글은 결단을 내렸다. DEA가 옥시콘틴이 초래한 혼란을 공개하며 직접 나서기로 한 것이었다. 2001년 초, 한 DEA 임원은 신문 인터뷰에서 "이 약물로 인한 피해를 복구하는 데 몇 년이 걸릴 수 있습니다"라고 말했다.

소식을 들은 퍼듀의 마이클 프리드먼은 재빨리 네이글에게 연락했다. 프리드먼은 "우리 회사의 진통제 제품 중 하나인 옥시콘틴이 최근 미국 내 여러 지역에서 불법적으로 오남용되고 있다는 뉴스 보도로 인해 이 글을 쓰게 되었습니다"라고 말하며 다음과 같이 덧붙였다.

이 문제는 지난 수년 간 새로운 오피오이드가 등장할 때 일어난 다른 사건들을 연상시키기 때문에 우리는 이를 매우 심각하게 받아들이고 있습니다. 면허를 소지한 대다수의 제조업체와 유통업체, 처방전을 작성하는 의사 모두 성실하게 법적 보호 메커니즘을 준수하고 있지만, 범법자들은 이를 회피하는 방법을 고안해 낸 것으로 보입니다.
퍼듀 파마는 지난 한 해 동안 연방, 주 및 지역 공무원들과 적극적으로 협력해 약물 오남용 문제에 대처하기 위한 여러 활동을 지원해 왔으며, 옥시콘틴 정제가 적절하고 합법적인 방식으로 사용될 수 있도록 일련의 프로그램을 시작했습니다. 퍼듀는 옥시콘틴 정제와 기타 합법적인 오피오이드 함유 약물이 중증도 이상의 통증에 시달리는 많은 환자의 고통을 완화하는 데 매우 중요하기 때문에 이러한 프로그램이 반드시 필요하다고 믿습니다.

얼마 후 프리드먼, 해독스, 우델이 버지니아주 알링턴에 있는 DEA 본부를 찾아왔다. 해독스는 노트북을 켜고 통증에 대한 부적절한 치료 현실과 마약성 진통제를 더 적극적으로 사용하려는 오피오이드 옹호자들의 노력에 초점을 맞춘 통상적인 프레젠테이션을 시작했다. 하지만 이 프레젠테이션이 교묘하게 연출된 쇼라고 생각한 네이글은 해독스에게 컴퓨터를 꺼달라고 요청했다. 마약 남용에 관해 이야기하자는 이유였다.

"통제가 불가능한 상태입니다." 그녀가 말했다. "뭔가 조치를 취해야 해요."

그녀는 직원들에게서 얻은 아이디어를 제시했다. 약국 강도 사건이 증가하는 상황에서 각 마을이나 도시의 몇몇 약국에서만 옥시콘틴을 조제하도록 하거나, 옥시콘틴 처방 권한을 통증 치료 교육을 받거나 자격증을 취득한 의사로 제한하는 것이었다. DEA 관리들은 퍼듀가 약품을 홍보하는 방식을 직접 통제할 권한이 없었다. 약품의 라벨 문구를 수정해 마케팅 방식을 바꿀 수 있는 기관은 DEA가 아니라 FDA였기 때문이다. 하지만 네이글은 이 마약성 진통제가 약물 남용자나 기호용 사용자에게 표적이 될 수 있기 때문에 회사가 이 약물의 광범위한 유통을 억제해야 한다고 말했다.

"고려해 보겠습니다." 우델이 대답했다.

네이글은 과다 복용 사망 사고에 대한 보도와 퍼듀의 영업 사원들이 옥시콘틴을 지나치게 공격적으로 홍보했다는 언론 보도를 접하고 큰 충격을 받았다고 말했다. 의사들은 퍼듀 영업 사원이 경미한 부상에도 옥시콘틴을 사용하도록 설득했다고 진술했다. 한 약사는 옥시콘틴 처방전을 작성하지 않을 경우 환자로부터 고소를 당할 수도 있단 얘기를 들었다고 했다. 프리드먼과 우델은 회사가 과다 복용 사례를 조사하는 중이라고 말했지만, 퍼듀의 판매 정책은 극히 '보수적'이라고 강조하며 과도한 마케팅은 부인했다. 그들은 네이글에게 퍼듀 영업 사원이 적정 수위를 넘어선 구체적인 사례를 알려주면 확인해 보겠다고 했다. 퍼듀 팀이 건물을 떠난 후 네이글은 동료들에게 회의가 시간 낭비였다고 말했다. 퍼듀는 어떠한 사항에도 동의하지 않았기 때문이다.

열흘 후, 그녀는 마이클 프리드먼으로부터 5장 분량의 편지를 받았다. 프리드먼은 옥시콘틴으로 인한 과다 복용 사망자 수가 과장되었을 뿐 아니라, 퍼듀가 이 약을 판매하는 방식에 대한 보도 역시 부정확하게 기술되었다고 주장하며 이렇게 썼다.

퍼듀는 옥시콘틴 정제의 오남용 사례 및 사망에 대한 언론 보도를 이해하는 데 도움이 될 정보를 수집하기 위해 노력하고 있습니다. 지난 회의에서 논의했듯이 우리는 한 명의 사망자라도 그 사안의 심각성을 축소하고 싶지 않지만, 상황을 명확히 이해하는 것은 그에 대한 대처 방안을 더 정확하게 정의하는 데 도움이 될 것입니다. 우리는 켄터키주에서 59명, 메인주에서 35명, 펜실베이니아주에서 20명, 버지니아주에서 28명의 사망자가 발생했다는 언론 보도를 접했습니다. 아시다시피, 저희는 보고된 모든 사망 사건을 조사하고 그 결과를 FDA에 보고해야 합니다. 현재까지 파악된 내용은 다음과 같습니다.

• 켄터키주 검시관 사무소에서 받은 서한(2001년 3월 1일)에 따르면 켄터키주에서 옥시콘틴이 많은 사망자를 초래했음을 입증하는 신뢰할 만한 데이터는 아직 없습니다. 주 검시소에서는 여러 가지 처방약과 알코올을 혼합 복용해 사망하는 사례가 증가하고 있는 것으로 보고 있는데, 옥시콘틴은 이러한 약물 중 하나에 불과합니다.

- 메인주 검시관 사무소로부터 입수한 데이터에 의하면, 1999년과 2000년 일부 기간에 발생한 12건의 과다 복용 사망 사건이 옥시코돈과 관련이 있는 것으로 확인되었습니다. 옥시코돈만 단독으로 확인된 사례는 두 건이었으며, 그중 하나는 자살이었습니다.

- 펜실베이니아주의 경우, 이 글을 쓰는 시점에서는 블레어 카운티의 데이터만 확보할 수 있었습니다. 알투나를 포함하는 이 카운티에서는 1996년 1월 13일부터 2000년 12월 1일까지 58건의 '약물 사망'이 보고되었습니다. 이 중 7건은 여러 약물의 독성이 복합적으로 작용해 사망으로 이어진 경우였는데, 옥시코돈도 확인된 약제 중 하나였습니다. 옥시코돈이 유일한 사망 원인으로 지목된 사례는 한 건도 없었으며, 현재로서는 옥시콘틴과 관련된 사망이 있는지에 대한 정보는 없습니다.

- 버지니아주 서부에서 옥시코돈과 관련해 보고된 사망 사례의 데이터를 확보하려고 노력 중입니다. 버지니아주의 한 검시관으로부터 1997년 이후 서부 버지니아주에서 발생한 옥시코돈 관련 사망자는 28명이 아닌 31명이라는 말을 들었으나, 안타깝게도 당국은 보고된 사망자에 대한 정보 요청에 응하지 않았습니다. 우리는 얼리 법무장관에게 이러한 정보를 입수할 수 있도록 협조를 요청했고, 지난 회의에서 귀하는 DEA가 이 정보를 입수할 수 있다고 하셨습니다. 해당 정보를 저희와 공유하는 것을 고려해 주시기 바랍니다.

- 보시다시피, 지금까지 저희가 입수한 정보의 사실관계는 언론 보도와 상당히 다릅니다. 저희는 오남용이 없다고 주장하는 것이 아닙니다. 하지만 이러한 사례가 발생한 지역과 출처를 정확히 알아야만 문제를 제대로 해결할 수 있습니다. 앞서 말씀드린 사례에 대해 FDA에 제출한 보고서를 요약해 첨부합니다. 귀하께서도 저희에게 정보를 제공해 주시면 감사하겠습니다.

프리드먼은 서한을 마무리하면서 퍼듀의 옥시콘틴 마케팅에 대한 비판의 대부분은 중등도 통증에 강력한 오피오이드를 사용하는 것에 반대하는 의사들이 제기한 것으로 본다고 했다. 그는 옥시콘틴을 조제하는 약국 수를 제한하자는 네이글의 제안을 비현실적이라며 거부했고, 이는 환자를 곤경에 빠뜨릴 것이라고 덧붙였다. 하지만 마약 밀매업자들이 멕시코의 약국에서 옥시콘틴을 구입해 미국으로 밀반입할 수 있다는 우려는 인정했다. 따라서 퍼듀는 멕시코로 배송되는 알약에 특수한 표시를 해 마약 단속 중에 알약이 압수될 경우 법 집행 당국이 멕시코에서 생산된 알약임을 알 수 있도록 하기로 했다고 밝혔다. 또한 회사는 영업 사원 보너스 지급 체계를 수정해 '한 명의 의사에게 집중하기보다 다수의 의사에게 판매를 장려하도록' 했다고 언급했다.

프리드먼은 편지의 말미에 이렇게 적었다. "지난번 회의를 통해 현재 상황에 대한 이해를 높일 수 있었다고 생각합니다. 퍼듀는 옥시콘틴의 오남용을 막고, 처방약 남용이라는 더 광범위한 문제를 해결하기 위해 DEA와 계속 협력하고자 합니다."

네이글은 그의 답변에 격분했다. 이는 퍼듀가 자신이 제기한 모든 사항에 대응할 준비가 되어 있다는 선언으로 보였기 때문이다. 그녀 역시 물러설 생각은 없었다. 네이글은 '엿이나 먹으라는 내용의 편지'였다고 동료에게 말했다.

옥시콘틴 사태는 마약 남용에 대한 DEA의 시각을 완전히 뒤바꿔 놓았다. 오랫동안 불법 마약은 DEA의 최우선 과제였으나, 마약 단속 요원들은 처방 진통제를 '어린이 마약' 정도로 치부하며 대수롭지 않게 여겼다. 하지만 옥시콘틴은 합법적인 약물도 불법 약물만큼이나 치명적일 수 있다는 사실을 분명히 보여주었다. 네이글이 세 명의 퍼듀 경영진과 만난 지 얼마 지나지 않아 플로리다 당국은 2001년 한 해 동안 옥시콘틴을 비롯한 처방 진통제로 인한 과다 복용 사망자가 헤로인과 코카인 사망자보다 더 많았다고 발표했다.

합법적인 약물과 관련된 이러한 위기 사태는 전례 없는 규모였다. 하지만 DEA는 이에 대처할 준비가 되어 있지 않았다. 수년 동안 마약 남용 부서의 수사관은 형사 부서 수사관에 비하면 조연에 불과했다. 이들은 퇴직금도 적었고, 총기를 휴대하거나 위장 작전을 수행할 수도 없었다. 한때 새클러가 소유했던 IMS에서 판매하는 처방전 추적 데이터와 같은 최신 기술을 이용한 정보의 도움도 받지 못했다. DEA 수사관들은 의사가 알약 공장을 운영한다고 의심되는 경우에도 제약 회사 영업 담당자처럼 클릭 한 번으로 의사의 옥시콘틴 및 기타 오피오이드 처방 빈도를 알 수 없었다. 대신, 약사가 보관하는 처방전 더미를 뒤져 정보를 수집하기 위해 몇 주 동안 약국을 돌아다녀야 했다. 그런 다음 의사의 진료실에서 의무 기록을 압수할 만한 증거를 찾으면 DEA 형사과에 수색 영장을 요청해야 했다. 이들에게는 자체 수색 권한이 없었기 때문이다.

이 부서의 인력 및 사기 문제는 1994년 토마스 콘스탄틴이 DEA 국장으로 임명된 때로 거슬러 올라간다. 뉴욕주 경찰국장 출신인 콘스탄틴은 극단적 성향의 인물로 악명이 높았고, 5년의 재임 기간 내내 마약 남용 부서와 형사 부서 현장 요원 모두로부터 미움을 받았다. 콘스탄틴은 DEA 형사 부서 직원 수를 두 배로 늘렸지만, 처방전 마약 단속에 관여하는 직원들은 불필요한 규제 요원 정도로 여겼다.

콘스탄틴은 한 제약 회사 임원에게 자신 역시 뉴욕주 경찰 조직을 이끌면서 공무원들에게서 비슷한 종류의 어려움을 겪었기에 규제 당국에 대한 그들의 조바심을 이해한다고 말했다. DEA의 한 직원이 부서별 차별 대우에 대해 그에게 항의하자, 그는 단호하게 말했다. "남용 부서 수사관이 임무 수행 중 사망한 적이 있습니까?" 아무도 없었다는 대답과 함께 대화는 종료되었다.

한편, 오피오이드 옹호자들은 DEA 마약 남용 부서를 총기 애호가들이 총기 단속 요원을 묘사하는 방식, 즉 선의를 지닌 의사의 손에서 처방전을 빼앗는 어용 깡패로 묘사하면서 DEA 요원을 특혜를 받는 악당처럼 취급했다. 게다가 의료계에서 갑작스럽게 오피오이드를 허용하자 마약 남용 부서 수사관은 거의 불필요한 존재로 여겨졌고, 1990년대 중반에는 마약성 진통제 불법 처방에 대한 수사를 거의 포기했다.

큰 키와 마른 체형에 갸름한 얼굴, 금발 머리를 지닌 네이글은 부서를 맡으면서 옥시콘틴과 관련된 공중 보건 위기뿐만 아니라 의기소침하고 소외된 직원들과도 마주하게 되었다. 네이글은 옥시콘틴이 제약 업계에서 개발 중인 강력한 차세대 진통제의 선두 주자이며, FDA의 추가 안전장치 없이 판매될 경우 더 큰 사회적 혼란을 야기할 약물이라고 생각했다.

1999년, 퍼듀 경영진은 하이드로모폰의 서방형 제제 판매 계획을 공개적으로 발표했다. 이것은 1920년대에 딜라우디드라는 이름으로 처음 판매되며 '약국 헤로인'이라는 별명을 얻었던 강력하고 중독성이 높은 마약이었다. 퍼듀는 이미 캐나다에서 이 약을 판매하고 있었지만, FDA는 퍼듀의 허가 신청에서 문제점을 발견하고 미국에서의 승인을 연기했다.

네이글은 옥시콘틴의 마케팅과 유통에 반대하면서도 약품 리콜에는 찬성하지 않았다. 우선, 그렇게까지 할 법적 근거가 충분하지 않다고 생각했고, 퍼듀가 홍보를 중단하기만 하면 이로 인한 위협을 크게 줄일 수 있다고 믿었기 때문이다. 하지만 퍼듀가 그렇게 할 의사가 없다는 것이 분명해진 지금, 그녀는 회사를 압박하기 위해 다른 방법, 즉 여론이라는 공론의 장을 이용하기로 했다.

2001년 5월, DEA는 옥시콘틴 남용을 줄이기 위한 대대적인 프로그램을 시작한다고 발표했다. DEA 관계자들은 같은 계열에 속하는 여러 약물이 아닌 특정 브랜드 처방약을 표적으로 삼은 것은 이번이 처음이라고 말했다.

네이글은 자신이 성격이 급하고 때때로 흥분한다는 것을 알고 있었기 때문에 자신의 최측근이자 오랫동안 이 부서에서 일해 온 테런스 우드워스를 대변인으로 임명했다. 우드워스는 퍼듀의 마케팅 활동을 제한하고 옥시콘틴이 다른 유사한 마약성 진통제보다 남용될 가능성이 적다는 주장을 철회하도록 촉구하는 언론 인터뷰를 하기 시작했다.

테리로 불리기도 하는 우드워스는 한 신문사와의 인터뷰에서 퍼듀의 공격적인 옥시콘틴 홍보로 인해 의사들이 다른 약물보다 옥시콘틴을 먼저 시도하게 되었을 것이라고 말했다. "DEA는 많은 의사들이 이 강력한 마약을 여러 유형의 통증에 대한 초기 치료제로 처방하는 것에 대해 매우 우려하고 있습니다."

텔레비전 토크쇼에서는 데이비드 해독스와도 맞붙었다. 우드워스는 옥시콘틴 남용이 "메인에서 플로리다에 이르기까지 동부 해안을 따라 여러 지역 사회에서 급증했습니다. 그리고 이제는 미국 중부로 이동하고 있습니다. 애리조나와 네바다, 워싱턴과 오리곤에서 보고가 들어오고 있으며, 알래스카에서도 남용 문제가 증가하고 있다고 합니다"라고 말했다.

이에 대해 해독스는 일부 남용 사례가 있었다는 것은 인정하면서도 통증 환자와 그들의 필요에 초점을 맞춰야 한다고 주장했다. "미국 의료의 장점 중 하나는 의사에게 선택의 폭이 넓다는 점입니다." 그는 이렇게 대답했다. "오늘 아침 여러분이 들으신 건 약물 남용 문제입니다. 아무도 환자에 대해 이야기하지 않았습니다. 이 나라에는 5000만 명의 만성 통증 환자가 있지만, 이들의 통증은 적절하게 관리되지 않습니다. 옥시콘틴은 의사들이 이러한 통증을 치료하기 위해 선택할 수 있는 약물 중 하나입니다."

사실 네이글의 캠페인은 퍼듀만을 겨냥한 것이 아니었다. 그녀는 FDA 관계자들이 행동에 나서도록 유도하고자 했다. 유익한 약물의 사용을 승인하는 FDA의 임무와 그러한 약물이 악용되는 것을 방지하는

DEA의 임무는 서로 보완되어야 한다. 그러나 옥시콘틴과 씨름하는 과정에서 이러한 개별적인 권한이 충돌하여 10년 동안 혼란이 발생했고, 그 결과 오피오이드 위기 사태는 더욱 확산되었다.

퍼듀는 네이글에 대한 독자적인 반격을 시작했다. 기자들에게 DEA가 자신의 명성을 높이기 위해 회사를 공격하고 있다고 말한 것이다. DEA를 감독하는 법무부 소속 네이글의 동료들은 퍼듀 경영진이 네이글을 압박하기 위해 정치 로비스트를 고용해 윗선을 만나기로 했다는 사실을 알려주었다. 그리고 회의에 네이글을 부르면서 퍼듀 측에는 그녀가 참석할 것이라고 말하지 않았다. 회의실에 들어선 마이클 프리드먼과 하워드 우델은 네이글을 보고 깜짝 놀랐다. 우델은 "그러잖아도 잠깐 들러서 뵙고 가려고 했습니다"라며 둘러댔다.

그 자리에는 퍼듀 회장 리처드 새클러도 참석했다. 2001년 당시 쉰여섯 살이었던 리처드는 아버지나 삼촌들과 마찬가지로 제약 사업에 뛰어들기 전에 의사로 수련을 받았다. 그는 유쾌한 사람으로 알려져 있었지만, 사람들이 많이 모인 자리에서는 다소 경직되어 보였고, 1년에 한 번씩 회사 영업 사원들에게 연설을 한 후에도 모임이 끝나면 사람들과 어울리지 않고 곧장 돌아가곤 했다. 퍼듀의 사업 파트너들은 중요한 결정은 레이먼드와 모티머 새클러가 내린다는 인상을 받았다. 하지만 이 자리에 리처드가 참석했다는 사실은 그만큼 이 회의가 중요하다는 것을 의미했다. 새클러가 자리에 앉자 로라 네이글은 명함을 건네주었고, 새클러는 이를 자신이 받은 다른 명함과 함께 테이블 가장자리에 가지런히 놓았다.

회의가 시작되었다. 퍼듀 경영진은 자신들은 책임감 있게 옥시콘틴을 홍보했으며 현재 옥시콘틴 남용을 억제하기 위해 가능한 모든 조치를 취하고 있다며 법무부 관리들을 안심시켰다. 트위드 재킷과 버튼다운 컬러 셔츠 차림의 리처드 새클러는 별다른 말을 하지 않았다. 그러다가 회사의 공식 프레젠테이션 도중에 끼어들어 옥시콘틴이 매우 좋은 약이라고 강조했다.

네이글이 테이블 맞은편으로 몸을 기울여 그의 얼굴에 바짝 다가갔다. "사람들이 죽어가고 있어요, 알겠어요?" 그녀가 말했다. "저는 물러서지 않을 겁니다."

새클러는 당황한 표정으로 앞에 놓인 명함을 내려다보며 말했다. "알겠습니다."

그러나 회의가 끝난 후 퍼듀는 DEA와 네이글을 상대로 공격에 나섰다. 2001년 6월, 하워드 우델은 네이글에게 편지를 보내 〈USA 투데이USA Today〉가 옥시콘틴에 대한 기사를 내보낼 예정이라는 사실을 알렸다. 편지에는 이 신문사와 연락을 주고받던 퍼듀 홍보부에서 작성한 이메일도 첨부되어 있었다.

"〈USA 투데이〉에서 DEA가 옥시콘틴 오남용 문제를 어떻게 처리하고 있는지에 대한 기사를 기획하고 있습니다. 아마도 이번 주 수요일에 게재될 겁니다. 저와 데이비드 해독스는 기자가 DEA에 적대적인 입장을 취하는 것을 막기 위해 최선을 다했습니다만, 아무래도 기사는 DEA의 조치에 대한 비판적인 내용이 될 것으로 보입니다"라는 내용이었다.

실제로 기사의 논조는 제목에서 분명하게 드러났다. 'DEA, 진통제 남용을 막기 위한 과잉 대응'. 기사에서는 옥시콘틴을 처방할 수 있는 의사를 통증 전문의에게만 한정하려는 DEA의 제안은 미국 내 통증 전문의가 4000명에 불과한 상황에서 환자에게 피해를 야기할 수 있다고 주장했다. 또한 40개의 다른 처방약에 옥시코돈이 활성 성분으로 포함되어 있다는 사실을 무시한 채 옥시콘틴에만 집중하는 것은 잘못된 방향이라고 주장했다.

그리고 "더 중요한 것은 진통제에 대한 환자의 접근성을 제한하는 것이 약물 남용을 막는 데 도움이 된다는 증거가 거의 없다는 사실이다"라며, "작년에 〈미국의사협회지JAMA〉에서는 DEA의 자체 데이터를 포함한 자료를 분석한 결과 강력한 진통제 처방을 늘리더라도 약물 남용이 증가하지 않는다고 발표했다"라고 했다.

옥시콘틴에 대한 공개 논란이 시작된 이래, 데이비드 해독스는 기자들에게 바로 이 2000년 JAMA 연구를 언급해 왔다. 그러나 그는 퍼듀 경영진과 그 지지자들이 오피오이드의 안전성을 주장하기 위해 사용한 세 편의 초기 논문과 마찬가지로, 이 연구 결과 역시 왜곡했다.

쟁점이 된 JAMA 연구는 처방약 과다 복용으로 인한 응급실 입원 사례를 수집하는 약물 남용 경고 네트워크Drug Abuse Warning Network, DAWN라는 정부 운영 시스템에서 얻은 데이터를 기반으로 했다. 그러나 JAMA에 실린 보고서의 근거가 된 DAWN 데이터는 옥시콘틴이 등장하기 전인 1990년에서 1996년 사이에 수집된 것이다. 또한 이 연구의 주 저자는 유명한 오피오이드 옹호자인 위스콘신대학교의 데이비드 조란슨으로, 그의 싱크탱크는 퍼듀와 다른 제약 회사로부터 수백만 달러를 지원받았다. 2000년 연구 결과 발표와 함께 배포한 보도 자료에서, 조란슨과 그의 동료들은 이 데이터가 마약성 진통제의 의료적 사용이 확대되더라도 남용이 증가하지 않을 것이라는 예측을 뒷받침한 것이라며 자축했다. "이 연구는 오피오이드 진통제 사용 증가로 인한 약물 남용이 사실보다는 잘못된 믿음에 근거한 것일 수 있음을 나타낸다." 논문의 공동 저자 중 한 명은 이렇게 썼다.

그러나 이러한 주장은 조란슨의 연구가 발표되기 전에 이미 반박되었다. 조란슨의 연구에 쓰인 DAWN 데이터 수집 종료 시점에서 2년이 지난 1998년부터 처방 마약성 진통제와 관련된 응급실 내원 건수가 급증하기 시작했다. DAWN 데이터에서는 1994년부터 2001년 사이에 옥시콘틴과 같은 옥시코돈 함유 진통제로 인한 응급실 내원 건수가 350% 증가한 것으로 드러났는데, 이는 하이드로코돈 함유 진통제(바이코딘 등) 처방이 3배 증가한 것에 비하면 훨씬 큰 수치다. 실제로 2001년에는 옥시코돈 함유 진통제로 인한 보고 건수가 하이드로코돈 기반 약물에 대한 보고 건수에 빠르게 근접했다. 이는 퍼듀의 옥시콘틴 마케팅 성공에서 비롯된 비극적인 지표였다.

2000년 말, 퍼듀는 옥시콘틴에 대해 중대한 조치가 내려지는 것을 막기 위해 영업 사원들에게 약물 남용에 대해 솔직하게 알리는 것이 '매우 중요하다'는 메시지를 전달했다. 또한 남용자들이 서방형 제제를 덜 선호할 것이라는 옥시콘틴의 라벨 표기에 "통증 치료에 적절하게 사용될 때" 해당 주장이 적용된다는 문구를 추가했다.

2001년 4월, FDA와 퍼듀 경영진은 진통제 오남용에 대처할 방법을 논의하기 위해 첫 대면 회의를 했다. FDA 측은 극히 예외적인 경우를 제외하고는 통증 환자들이 옥시콘틴으로 인해 얻는 이익이 더 크다는 퍼듀의 주장에 동의하면서도(이 가정은 나중에 심각한 결함이 있는 것으로 드러났다), 옥시콘틴에 관한 퍼듀의 문구를 대폭 바꾸도록 권고했다. 하나는 진통제 사용이 권장되는 의학적 상태, 즉 FDA 전문 용어로 '적응증'에 대한 것이었고, 다른 하나는 약품의 경고 라벨과 관련된 것이었다.

그날의 회의록에는 FDA의 한 심사관이 다음과 같이 말했다고 적혀 있다.

"며칠 이상 마약성 진통제 투여가 필요한 환자에서 중등도 이상의 통증이라는 적응증은 지나치게 광범위하며 대상 집단을 적절히 반영하지 못할 수 있습니다. 이 약은 장기간 마약성 진통제가 필요한 환자에게만 사용해야 하고, 통증의 초기 치료에는 사용해서는 안 되며, 간헐적으로 사용해서도 안 된다는 점을 라벨에 명시해야 합니다."

샤론 헤르츠 심사관은 FDA가 의약품에 적용할 수 있는 가장 심각한 경고인 '블랙박스 경고'를 옥시콘틴에 적용하는 것이 적절할 거라고 덧붙였다. 마취제, 중환자 치료 및 중독 약물 부서의 책임자인 닥터 신시아 맥코믹은 퍼듀 측에서 FDA에 제출한 몇몇 학술 논문의 신빙성에 의문을 제기했고, 또 다른 관계자는 옥시콘틴의 라벨에 "대대적인 점검이 필요하다"고 말했다.

FDA 회의에 참석한 퍼듀 경영진은 FDA와 협력하길 원한다고 말했지만, FDA 보고서에 따르면, 그들은 옥시콘틴을 향한 조치가 이 약물에 불공정한 낙인을 찍을 수 있다는 점을 우려하고 있었다.

퍼듀는 옥시콘틴 남용이 다른 2급 마약 남용과 어떻게 다른지 이해할 수 없다고 말했다. 그들은 옥시콘틴이 다른 약물과 다르다는 인식을 심을 수 있다고 우려하며, FDA가 다른 회사에도 같은 기준을 적용한다면 FDA의 요청에 동의하겠다고 했다.

그러나 FDA 측은 옥시콘틴에만 해당하는 문제가 있으며 이를 해결해야 한다고 답변했다. 의사들은 이 약물이 모르핀만큼 강력하지 않다고 잘못 알고 있었기 때문에 치과 통증 치료와 같은 '사소한' 목적으로도 옥시콘틴을 사용했다. 회의가 끝날 때쯤, 한 FDA 관계자는 퍼듀 경영진에게 옥시콘틴을 사용하는 환자의 수와 유형에 대한 정확한 데이터를 가지고 있는지 물었다. 퍼듀는 자신들이 가진 건 '개별 사례'뿐이라고 했다.

FDA와 퍼듀 간의 협상이 시작된 지 4개월 후인 2001년 7월, 퍼듀는 옥시콘틴의 라벨을 자발적으로 변경한다고 발표했다. 퍼듀는 옥시콘틴의 서방형 제제가 기존 진통제에 비해 오남용 위험을 줄일 수 있다는 주장을 삭제했다. 새 라벨에는 "옥시코돈은 다른 오피오이드 약제와 마찬가지로 합법적이거나 불법적인 방식으로 남용될 수 있습니다"라는 문구가 추가될 예정이었다. 옥시콘틴에 블랙박스 경고를 표시하고 '며칠 이상' 지속되는 통증이 아닌 장기 또는 만성 통증 치료에 사용해야 한다는 문구를 넣는 데도 동의했다. 또한 약물 치료 센터에서 관련 보고서를 받아 옥시콘틴 오남용을 더욱 효과적으로 확인할 수 있는 계획도 발표했다.

몇 년 후, 한 FDA 고위 관계자는 당시 퍼듀에 대한 FDA의 대응이 1995년 옥시콘틴에 대한 주장을 승인하는 과정에서 저지른 실수를 인정한 것이라고 했다.

그는 "젊고 건강한 사람들이 죽어가고 지역 사회 주민들이 대규모로 희생되는 상황에서 이 문제는 분명 심각하게 인식되고 있었습니다"라고 말했다. "우리는 처음에 허용한 라벨이 얼마나 부정확했는지, 그리고 그것이 이번 사태에 어떤 식으로 기여했는지 심각하게 바라보기 시작했습니다."

퍼듀는 전국 80만 명의 의사와 약사에게 새로운 경고 및 처방 정보에 관한 내용을 담은 서한을 보냈다. 이 서한에서 퍼듀는 엄격하게 통제되는 마약성 진통제의 오남용 문제를 해결하기 위해 "자발적으로 처방 정보를 수정한 최초의 제약 회사가 된 것을 자랑스럽게 생각한다"고 밝혔다.

그 무렵 로라 네이글은 자신이 직접 작성한 서한을 발송할 준비를 하고 있었다. 퍼듀나 FDA 관계자들과 달리, 그녀는 옥시콘틴의 문제가 약물 남용자에게만 국한된다고 생각하지 않았다. 그녀는 동료들에게 퍼듀가 약물 과다 복용으로 인한 사망에서 옥시콘틴의 역할을 인정하지 않는 점에 가장 화가 난다고 말했다. 네이글은 퍼듀 경영진에게 '옥시콘틴 과다 복용으로 사망한 모든 희생자가 등장하는 가운데 비극적으로 끝난 삶에 대한 내레이션이 흐르는 슬라이드 쇼'를 시청하도록 하는 모습을 상상했다. 임원들은 파티에서 옥시콘틴을 처음 복용한 후 사망한 대학생에 대한 이야기를 들을 것이고, 옥시콘틴을 과다 복용해 목숨을 잃은 10대 소녀의 사진을 보게 될 것이다.

네이글은 범죄 수사관으로 일한 경험을 통해 사회가 어느 정도는 약물 과다 복용으로 인한 죽음을 받아들일 수 있다는 사실을 알고 있었다. 하지만 옥시콘틴으로 인한 희생은 용납할 수 없는 수준이라고 여겼다. 퍼듀는 모든 사망 사건에서 옥시콘틴의 역할에 대해 얼마든지 반박할 수 있었다. 그들이 옥시콘틴이 사망의 원인이란 사실을 인정하는 것은 법적 자살 행위가 되겠지만, 네이글은 최선을 다해 사망자 수를 집계하고 그중 통증 환자가 있는지 파악하기로 마음먹었다.

2001년 중반, DEA는 30개가 넘는 주의 검시관과 부검의에게 구체적인 정보를 요청하는 서한을 보냈다. 지난 18개월 동안 발생한 약물 과다 복용 사망 사건 중 사망자의 혈액이나 체액에서 옥시코돈이 검출된 사례와 관련된 모든 보고서를 요청한 것이다.

같은 시기에 옥시콘틴은 다른 연방 관리들의 관심을 끌었다. 그중 한 명은 메디케어 및 메디케이드와 같은 정부 의료 프로그램과 관련한 사기 사건을 담당한 적이 있고 현재 버지니아주 연방 검사실에서 근무하는 그레고리 우드라는 수사관이었다. 그는 버지니아 서부의 다른 경찰 및 연방 요원과 함께 옥시콘틴 사용과 범죄 발생 빈도가 나란히 증가하는 것을 지켜보았다.

네이글이나 아트 밴지처럼 우드 역시 강박적인 성향이 있었다. 2001년 2월, 그는 옥시콘틴 및 관련 범죄를 다룬 모든 기사를 읽은 후 자신이 만든 디지털 뉴스 요약본 창간호를 보냈다. 독자에게 '우드 리포트'로 알려진 이 정기 이메일은 대재앙의 진행 과정을 담은 기록물이 되었고, 우드는 메일 수신자들에게 이를 공유하도록 독려했다. 가 이메일의 머리말에는 "업데이트는 법 집행 기관뿐만 아니라 모두에게 공개됩니다"라고 적혀 있었다.

우드는 리 카운티와 같은 곳에서 많은 시간을 보내며, 알약 공장을 운영한 것으로 의심되는 의사들을 조사했다. 그는 퍼듀의 영업 사원이 "옥시콘틴은 경쟁 진통제보다 안전하며 남용할 수 없다"고 반복해서 주장했다고 말한 약사들과 이야기를 나눴다. 우드는 영업 사원들이 언제나 판매 약품을 과대 포장해 홍보한다는 사실을 잘 알고 있었다. 그러나 그는 FDA 규정에도 해박했다. 규정에는 제약 회사가 약품에 대해 승인되지 않은 주장을 하는 것을 금지하고 있었다. 우드와 다른 수사관들은 디지털 뉴스 요약본에 언급한 처방 의사 체포와 약국 침입 사건은 퍼듀 파마 내부에 훨씬 더 심각한 범죄가 숨어 있다는 것을 암시하는 징후라고 생각했다.

8장

퍼플 필러

2001년 중반이 되자 연방 의원들은 퍼듀 경영진이 옥시콘틴 남용에 대해 언제 처음 알았는지, 그리고 이를 막기 위해 더 많은 조치를 취할 수는 없었는지 의문을 품기 시작했다. 그해 8월, 하원 에너지 및 상업 위원회House of Representatives Energy and Commerce Committee는 필라델피아 노동자 계층이 주로 거주하는 교외 지역인 펜실베이니아주 벤살렘의 한 회의 장에서 청문회를 열었다.

청문회 장소로 벤살렘이 선택된 이유는 최근 이 지역 의사 리처드 파올리노가 옥시콘틴 처방전을 수천 건 남발하며 알약 공장을 운영한 혐의로 체포되었기 때문이다. 암 전문의나 통증 전문가가 아닌 접골사osteopath였던 파올리노는 5개월 동안 1200건의 옥시콘틴 처방전을 작성했다. 매일 약 9건의 처방전을 발행한 셈이다. 그 5개월 동안 벤살렘 주변 지역에서는 5명(이 중 4명은 10대 청소년)이 옥시코돈과 관련된 약물 과다 복용으로 사망했다.

청문회가 열린 시점은 퍼듀에게 중요한 시기였다. FDA와의 논의 끝에 회사가 전국의 의사들에게 옥시콘틴 남용에 대한 경고문을 발송한 지 한 달밖에 지나지 않았기 때문이다. 옥시콘틴이 처방약 예산의 상당 부분을 차지하는 것을 우려한 일부 주에서는 의사에게 처방 전에 특별 승인을 받도록 요구하기 시작했다. 이 약은 여전히 10억 달러 이상의 매출을 올리는 블록버스터 약물이었지만, 이를 둘러싼 논란으로 인해 기대 성장률은 둔화되었다.

청문회에는 마이클 프리드먼과 하워드 우델 외에도 퍼듀의 최고 의료 책임자인 닥터 폴 골든하임과 홍보 담당 최고 책임자인 로빈 호겐이 참석했다.

프리드먼은 의회 위원회를 상대로 한 모두 발언에서 가장 핵심적인 문제를 먼저 언급했다. 그는 퍼듀가 옥시콘틴 남용에 대해 처음 알게 된 것은 2000년 초 메인주 신문에 기사가 실리고 주 검찰이 주 내 의사들에게 경고를 보냈을 때였다고 말했다.

"퍼듀는 즉시 회사 최고 경영진과 과학자들로 구성된 대응팀을 꾸렸습니다." 프리드먼이 말했다. "이들은 퍼듀가 오남용을 방지하기 위해 도입한 전례 없는 프로그램에 전념하고 있습니다."

위원회를 이끈 펜실베이니아주 하원의원 제임스 그린우드는 프리드먼에게 퍼듀가 약물 남용 사태를 파악하기 위해 신문 기사에만 의존한 이유를 묻지 않았다. 대신 그는 더욱 근본적인 문제, 즉 의사들의 옥시콘틴 처방 내용을 보여주는 IMS 데이터베이스에 집중했다. 그는 퍼듀가 IMS의 실시간 데이터를 확보하고 있었는지, 그랬다면 왜 파울리노가 이토록 많은 처방전을 작성한 걸 보고도 경각심을 갖지 않았는지 물었다.

"통증 치료와 아무런 관련이 없는 벤살렘의 한 접골사가 이렇게 많은 옥시콘틴을 처방한 걸 보고 어떻게 대응했나요?" 그린우드가 프리드먼에게 물었다.

프리드먼의 답변은 사전에 충분히 연습한 것처럼 보였다. "우리는 지난 수년간의 경험을 통해 의사의 처방 건수 자체는 그들이 무언가 잘 못하고 있다는 지표가 아니라는 것을 깨달았습니다. 퍼듀는 의사가 얼마나 진료를 잘 보는지 측정하거나 평가하지 않습니다. 우리는 의사와 환자와 함께 진료실에 있는 것이 아니고, 검사를 지켜보거나 그 과정에 관여하지도 않습니다. 예를 들어 …"

그린우드가 그의 말을 끊으며 물었다. "그러면 왜 그런 정보를 원하죠?"

"글쎄요, 우리는 이러한 정보를 통해 모든 분야에서 우리 제품이 어떻게 사용되고 있는지 파악할 수 있습니다." 프리드먼이 대답했다.

"마케팅 기법이 얼마나 성공적인지 알고 싶으신 건가요?" 그린우드가 물었다.

"물론이죠." 프리드먼은 퍼듀 동료들을 흘끗 쳐다보며 지지를 호소했다.

그린우드는 다시 첫 번째 질문으로 돌아가 프리드먼에게 퍼듀가 마케팅 성공 여부를 측정하기 위해 IMS 데이터를 사용하면서 의사가 옥시콘틴을 제대로 처방하고 있는지 모니터링하지 않은 이유를 설명해 달라고 했다.

"그것도 당신들의 책임에 속하죠." 그린우드가 말했다. "왜 이 데이터를 사용해 전 세계의 파올리노들이 제품의 평판을 망치지 않도록 하지 않았나요?"

하워드 우델이 앞으로 몸을 기울이더니 프리드먼에게 신호를 보냈다.

프리드먼은 "우델 씨가 좀 더 자세히 답변할 수 있을 것 같습니다"라고 말하며 증인석을 양보했다.

우델은 IMS 데이터만으로는 파올리노가 알약 공장을 운영하고 있다는 사실을 알 수 없었다고 주장했다. 그리고 비리가 의심되는 의사를 조사하는 데는 퍼듀와 같은 제약 회사보다는 법 집행관이 훨씬 더 적합하다고 말했다.

하지만 그의 대답은 그린우드를 만족시키지 못했다. "귀사는 법 집행 기관이 말하는 것에만 의존하지 말고 이 데이터를 살펴볼 책임이 있습니다. 왜 그러한 조치를 적극적으로 취하지 않았는지 납득이 가지 않는군요."

논쟁을 통해 얻을 게 없다고 판단한 우델은 재빨리 마무리를 시도했다. "닥터 파올리노 사건에서 많은 것을 배웠다고 생각합니다. 신문에 그려진 그의 모습은 끔찍한 악당이자 지역 사회를 먹잇감으로 삼아 엄청난 고통을 안겨준 사람입니다. 그는 우리 모두를 속였습니다. 그는 법 집행 기관을 속였고 DEA도 속였으며 우리도 속였습니다." 우델은 민첩한 판단으로 그린우드의 질문을 무마했고, 벤살렘 청문회는 퍼듀의 명성에 아무런 손상을 주지 않은 채 끝났다.

회사 측은 질문을 예상한 후 청문회에서 반복적으로 내세울 명확한 반론을 마련했다. 첫 번째 반론은 회사가 의사의 진료 방식을 판단할 수 있는 위치에 있지 않았기 때문에 일부 의사가 약물 처방을 남발하는 '익딩'인지 알 수 없었다는 것이다. 그러나 더 중요하게는, 퍼듀 경영진은 의회 증언과 회사 영업 사원들에게 보낸 서한을 통해 퍼듀가 '뒤늦게' 옥시콘틴이 남용되는 사실을 알게 되었다고 끈질기게 주장했다. 정확한 시점은 몇 주 정도 차이가 있을 수 있지만, 경영진은 메인주 검사제이 맥클로스키가 경고를 발령한 2000년 초에야 회사가 이 문제를 인지했다고 주장했다.

벤살렘 청문회가 열린 지 4개월 후인 2001년 12월, 폴 골든하임은 상원 위원회에서, 퍼듀는 옥시콘틴의 전신인 MS 콘틴(강력한 오피오이드였다)이 시장에 출시된 후 17년 동안 '비정상적인' 오남용을 본 적이 없었기 때문에 옥시콘틴 남용에 대한 보도를 접하자 충격을 받았다고 증언했다. 그는 "옥시콘틴이 다를 거라고 생각할 이유가 없었습니다"라고 말했다.

그러나 후에 연방 수사관들이 조사한 바에 따르면, 퍼듀의 주장은 앞뒤가 맞지 않았다. 골든하임이 증언하기 3년 전, 퍼듀 경영진은 MS 콘틴이 인기있는 길거리 마약이 되었으며 옥시콘틴도 비슷한 운명에 처할 수 있다는 사실을 알았다. 밴쿠버 브리티시컬럼비아대학교 연구진이 1998년 〈캐나다의사협회지 Canadian Medical Association Journal〉에 게재한 연구 덕분이었다.

연구진은 MS 콘틴 남용 사례를 찾는 대신, 밴쿠버의 허름한 다운타운 지역에서 마약 남용자와 딜러를 인터뷰해 그곳에서 판매되는 처방약의 종류와 해당 약품의 가격을 조사했다. 당시의 일반적인 통념은 (퍼듀가 옥시콘틴 승인을 위해 FDA에 말한 바와 같이) MS 콘틴 및 옥시콘틴과 같은 서방형 오피오이드는 약물 남용자에게 인기가 덜 할 거라는 것이었다. 그러나 연구 결과 놀라운 사실이 밝혀졌는데, 이는 MS 콘틴이 길거리에서 판매되고 있을 뿐 아니라, 순수 모르핀 함량이 높기 때문에 처방 마약성 진통제 중 암시장 가격이 가장 비싸다는 사실이었다.

　연구진은 마약 사용자들이 정제의 외부 코팅을 긁어낸 다음 알약을 부수고 녹여 그 안에 있는 모르핀을 주사하는 방식으로 MS 콘틴의 서방형 시스템을 무력화하는 방법을 터득했다고 보고했다. MS 콘틴 정제는 외부 코팅을 벗겨낸다고 해서 '필러'라는 별명이 붙었다. 모르핀 15밀리그램이 함유된 녹색 MS 콘틴 정제는 '그린 필러'라고 불렸고, 30밀리그램이 함유된 보라색 정제는 '퍼플 필러'였다.

　같은 호의 〈캐나다의사협회지〉에는 응급실 의사인 브라이언 골드만의 글이 실렸다. 골드만은 옥시콘틴 역시 길거리에서 판매될 수 있다고 경고하며, 밴쿠버 연구 결과는 서방형 마약성 진통제가 안전하다는 퍼듀의 주장을 반박하는 것이라고 했다. 그는 다음과 같이 말했다.

　밴쿠버 연구진은 서방형 오피오이드 제제(소위 '필러')가 길거리 약물로 얼마나 선호되는지에 대한 근거를 최초로 발표한 것으로 보인다. 과거에는 약물 남용의 측면에서 서방형 제제가 (즉시 방출되는) 속방형 의약품보다 인기가 덜할 것이라는 주장이 있었으나, 이 연구에서 보고된 바와 같이 서방형 오피오이드 진통제가 다른 것보다 비싸게 거래된다는 사실은 이 약물의 선호도를 반영한다. 이러한 사실은 우리에게 경각심을 불러일으킨다. 모르핀 황산염 정제(MS 콘틴)를 생산하는 한 제조업체는 길거리에서 조잡한 방법으로 얻은 약물을 주사하면 국소 조직 괴사 및 폐 육아종(의약품 정제 제조 시 결합제로 사용되는 활석의 주입으로 인해 발생하는 질환)을 유발할 수 있다고 경고했다. 이는 반드시 해결해야 할 문제다.

골드만은 옥시콘틴의 위험성도 직접적으로 언급했다. "이제 캐나다에서 서방형 옥시코돈(옥시콘틴)의 판매가 허가되었으므로, 이 약뿐만 아니라 다른 서방형 오피오이드 진통제 역시 암시장에서 유통될 것이다."

퍼듀가 위의 연구 결과를 FDA나 미국 내 의사들에게 전달했다는 증거는 없다. 내용이 알려지면 퍼듀가 이제 막 시작한 옥시콘틴에 대한 대대적인 마케팅 캠페인의 기반이 약화될 수 있었기 때문에 이를 공개하지 않을 이유는 충분했다. 몇 년 후, 브라이언 골드만은 이 글이 실렸을 무렵 자신이 퍼듀의 자문 의사였지만 회사로부터 단 한 번의 연락도 없었다고 말했다.

메인주의 경고가 있기 1년 전인 1999년, 퍼듀 임원들은 또 다른 정보원, 즉 자사 영업 사원들에게서도 옥시콘틴 남용에 대해 보고받았다. 당시 아트 밴지를 포함한 리 카운티의 의사를 담당했던 영업 사원은 킴벌리 키스였다.

키스는 의사를 만날 때마다 만남을 기록하는 간단한 메모인 '방문 보고서'를 작성했다. 이는 제약 업계의 표준 관행으로, 영업 담당자는 이 메모에 의사가 약품에 대해 제기한 문제를 적고 의사의 처방 건수를 늘릴 방법에 대한 자신의 아이디어를 기록했다.

키스는 세인트 찰스에 있는 밴지의 클리닉에서 동쪽으로 20마일 떨어진, 버지니아주 더필드에 위치한 닥터 리처드 노튼의 진료실을 정기적으로 방문했다. 1999년 중반, 킴벌리는 노튼의 환자들이 옥시콘틴 정제를 이빨로 부순 다음 삼키거나 코로 흡입하며 남용하고 있다는 얘기를 들었고 이에 관한 방문 보고서를 작성했다.

환자 상태가 그다지 좋지 않다고 함. 정제를 씹어 먹는 환자도 있음. 남용 방법을 완전히 파악한 건 아님. 적절한 환자에게 처방하는 건 문제 될 게 없다고 논의함.

2주 후, 다른 진료실을 방문한 키스는 노튼이 한 말을 인용하며 또 다른 메모를 작성했다.

퍼듀가 화학적 전달이 아닌 기계적 전달 방식을 채택한 것에 매우 실망했다고 말함. 환자들이 옥시를 씹고 쾌감을 느끼기 때문에 그 이유를 물음. 피하 주사로 인한 괴사 환자는 많이 보지 못했다고 함. MS 콘틴은 옥시와 같은 쾌감을 주지는 않는 걸로 보이므로 이 약제로 전환하는 걸 고려. 추후 다시 논의하기로 함.

1999년이 되자, 퍼듀는 옥시콘틴 남용과 이를 처방한 의사의 체포에 대한 신문 보도가 증가하고 있다는 사실을 알게 되었다. 그해 초에는 경찰과 주 마약 단속 요원들이 캘리포니아 북부의 작은 시골 마을 레딩에 있는 통증 클리닉을 급습했다. 경찰은 수백 건의 옥시콘틴 처방전을 작성한 닥터 프랭크 피셔를 체포했으며, 옥시코돈 과다 복용으로 인한 환자 3명의 사망과 관련해 그를 사기 및 살인 혐의로 기소했다. 검찰에 따르면, 피셔는 1998년 캘리포니아주에서 저소득층 환자용 프로그램으로 발행된 전체 옥시콘틴 처방전 중 무려 46%를 작성한 것으로 드러났다. 같은 해 그의 진료실 인근에 있는 한 약국은 미국의 다른 소매 약국에 비해 옥시콘틴과 기타 옥시코돈 함유 진통제를 거의 4배나 많이 구매했다. 약사는 잘못을 부인했고, 피셔는 자신의 처방 관행이 통증 치료에 이러한 약물을 적극적으로 사용해야 한다는 새로운 의학적 견해를 반영한 것이라고 주장했다.

법원 기록에 따르면, 1999년 캘리포니아주의 전문가 증인(법정 심리 때 전문가의 입장에서 증언하는 사람 - 옮긴이)이 퍼듀에 연락해 옥시콘틴에 대한 정보를 요청했다. 당시 옥시콘틴은 시장에 출시된 지 얼마 되지 않은 새로운 제품이기 때문이었다. 몇 년 후, 피셔의 변호사는 퍼듀에 직접 연락해 회사의 도움을 요청했다고 회상했다. 하지만 피셔와 통화한 퍼듀 소속 의사는, 퍼듀 경영진이 보수적이며 논란에 휘말리고 싶어 하지 않기 때문에 퍼듀는 그의 사건에 관여하지 않을 것이라고 말했다.

그 무렵에는 퍼듀도 옥시콘틴 남용에 대한 언론 보도를 모니터링하고 있었다. 1999년 봄, 퍼듀 영업 사원 두 명이 웨스트버지니아의 작은 신문사인 〈위어턴 데일리 타임스_The Weirton Daily Times_〉 사무실을 방문해 기사 사본을 요청했다. 지역 마약 대책반 책임자인 윌리엄 비티가 이 지역에서 새로운 마약의 재앙이 일어나고 있다고 경고한 기사였다. "너무 많은 헤로인과 너무 많은 옥시콘틴이 오하이오 밸리 상류 지역을 강타하고 있다." 비티는 이렇게 말했다. 거의 같은 시기에 펜실베이니아 서부의 퍼듀 영업 사원은 현지 당국이 그 지역 의사들에게 MS 콘틴과 옥시콘틴에 대한 경고 서한을 보냈다고 회사에 보고했다. 경고문에는 이 두 약물이 "불법 오락용 약물 분야에서 틈새시장을 찾았다"고 명시되어 있었다. "약물 남용자들은 경구 투여 경로를 우회하여 약물이 오래 지속되는 효과를 무력화해 작용 '속도'를 높여주는 방법을 찾았다. 현지 길거리 가격은 알약 하나당 30~60달러에 달한다."

1999년이 끝나기 전에 퍼듀는 옥시콘틴 관련 혐의로 체포된 의사가 더 있다는 소식을 접했다. 그중 한 명은 환자 4명이 약물 과다 복용으로 사망한 사건(여러 약물을 병용 투여하도록 처방했다)과 관련해 과실치사 혐의로 기소된 적이 있는 플로리다의 의사 제임스 그레이브스였다. 전직 해군 군의관이었던 그레이브스는 여러 직장을 전전하다가 마침내 플로리다주 팬핸들 지역의 작은 마을 페이스에 클리닉을 열었다. 그는 통증 치료 교육을 받은 적이 없었지만, 그의 진료실에는 통증을 호소하는 환자들이 몰려들었다. 지역 약사들은 그레이브스가 처방한 약물을 '그레이브스 칵테일'이라고 불렀는데, 여기에는 옥시콘틴, 로탭과 같은 마약성 진통제와 진정제인 자낙스Xanax가 포함되어 있었다.

그레이브스의 재판에서 몇몇 부모는 자녀에게 더 이상 약물을 처방하지 말도록 간청했다고 증언했다(사망한 환자들은 모두 약물 남용 병력이 있었다). 플로리다의 한 검사는 배심원단에게 "그가 상습적으로 처방전을 써 주는 의사라는 소문이 퍼졌습니다"라며 "그는 마약 딜러와 다를 바가 없습니다"라고 말했다.

퍼듀의 영업 사원인 레온 둘리온은, 1999년부터 지역 약사들에게서 그레이브스가 옥시콘틴(특히 40밀리그램 또는 80밀리그램의 옥시코돈이 함유된 고용량 제제)을 부적절하게 처방하고 있다는 말을 듣기 시작했다고 증언했다. 그는 또한 그레이브스가 퍼듀의 홍보 캠페인을 이용해 환자에게 옥시콘틴 샘플을 무료로 제공했다고도 했다.

일반직으로 제약 업계에서는 홍보의 일환으로 진료실에 무료 신약 샘플 패키지를 제공한다. 하지만 DEA 규정에 따라 마약성 진통제의 경우에는 이런 관행이 불가능했다. 퍼듀와 다른 오피오이드 제조업체는 해결 방법을 찾아냈다. 퍼듀 영업 사원은 샘플 패키지 대신 7일 또는 30일 이내에 쓸 수 있는 옥시콘틴 쿠폰을 매년 수천 개씩 배포했다. 환자는 의사에게서 받은 이 쿠폰을 약국에 가져가면 진통제를 무료로 받을 수 있었는데, 퍼듀에서 무료 증정 프로그램에 책정된 연간 예산은 400만 달러였다.

둘리온은 1999년 처음 몇 달 동안 그레이브스에게 쿠폰 6장을 줬다고 검찰에 진술했다. 한 장으로 진통제 30일 치를 무료로 받을 수 있는 쿠폰이었다. 이는 환자가 오피오이드에 심각한 의존이 생기거나 중독되기에 충분한 양이다. 어느 날 둘리온은 그레이브스가 돈을 벌기 위해 옥시콘틴 쿠폰을 이용한다는 말을 듣게 되었다. 진료실에서 차례를 기다리던 환자들의 대화에 따르면, 그레이브스가 부업으로 홍보하는 장거리 전화 서비스에 가입하는 데 동의하면 '옥시콘틴을 무료로 받을 수 있는' 쿠폰을 나눠준다고 했다. 둘리온은 그 두 사람이 약물 남용자들 사이에서 옥시콘틴의 인기가 대단하다고 이야기했다고 증언했다. 그들은 "길거리에서 가장 많이 남용되는 마약은 악마의 거시기^{devil's dick}라고 불리는 크랙 코카인이고, 그다음이 악마의 고환^{devil's balls}이라고 불리는 옥시콘틴이야"라고 말했다.

1999년 중반, 캘리포니아의 의사 프랭크 피셔는 살인 혐의가 과실치사로 인정되면서 감옥에서 풀려났다(추후 피셔에 대한 모든 중범죄 혐의는 기각되었고, 2004년 재판에서는 관련 경범죄 혐의에 대해서도 무죄 판결이 내려졌다). 피셔는 옥시콘틴의 가치에 확신을 가지고 있었다. 그는 출소 후 얼마 지나지 않아 퍼듀에서 주최한 통증 치료 강연에 참석했다.

몇 년 후, 그는 당시 퍼듀 연사가 옥시콘틴은 서방형 약물이어서 남용할 수 없다고 반복해서 주장하는 것을 듣고 깜짝 놀랐다고 회상했다. 피셔는 "그곳에 있던 모든 간호사가 비웃고 있었어요"라고 말했다. 그는 퍼듀 본사에 전화를 걸었고, 당시 막 그곳에서 일하기 시작한 데이비드 해독스와 통화했다. 피셔가 말했다. "당신네 강사가 하는 말이 사실이 아니라는 것을 알고 있지 않습니까!"

피셔는 통화 중에 해독스가 매우 걱정스러운 목소리로 연사의 이름을 물어봤다고 했다. 하지만 피셔는 자신의 불만 사항이 어떻게 해결되었는지는 고사하고 해결 여부조차 알지 못했고, 아무런 답도 듣지 못했다.

해독스는 옥시콘틴 남용에 대한 초기 보고를 '간헐적 소규모'로 치부하며 무시했다. 하지만 이는 사실이 아니었다. 시간이 지나면서 드러난 새로운 증거에 따르면, 퍼듀 경영진이 의회에서 증언하기 훨씬 전인 1999년 말, 해독스는 옥시콘틴 남용 증가에 대한 위기 대응 계획을 수립할 것을 촉구했다.

하지만 그의 제안은 무시되었다.

| 9장 |

바디 카운트

2002년이 시작되었다. 퍼듀는 사면초가의 위기에 놓여 있었다. 로라 네이글을 비롯한 연방 및 주 정부 차원의 조사에 직면한 데다 언론의 집중적인 취재가 이어졌고, 변호사들이 옥시콘틴에 중독되었다고 주장하는 사람들을 대신해 회사를 상대로 소송을 제기하기 시작했다.

창립 이래 50년 동안 겪어보지 못한 일이었다. 하지만 퍼듀는 새클러 형제가 오랫동안 사용해 온 도구와 전술을 토대로 전세를 역전시키기 시작했다. 돈, 일자리 제안, 그 외 여러 수단을 동원해 비판자나 잠재적 반대자를 회유하고 영향력을 행사하고 이들을 무력화하는 방식이었다.

퍼듀의 이런 행보에 가장 먼저 동참한 사람은 의사들에게 옥시콘틴의 위험성을 경고한 최초의 연방 공무원인 메인주 검사 제이 맥클로스키였다. 그는 검사직에서 물러난 직후인 2001년 5월, 퍼듀로 자리를 옮겼다. 맥클로스키가 공직에 있을 때 퍼듀와 향후 업무에 대해 연락을 주고받았다는 증거가 있다. 2001년 3월에 작성된 퍼듀 내부 문건에는 공무원과의 미팅을 포함해 당시 회사가 옥시콘틴 논란에 대처하기 위해 진행한 일련의 활동을 정리한 부분이 있다.

a) 맥클로스키가 그만둔 다음에도, AG(메인주 법무장관)는 (옥시콘틴 문제에 대한 담당자로서) 당사와의 관계를 이어가길 원한다. RH(로빈 호겐, 퍼듀 홍보 책임자)가 연락해 회의 일정을 잡을 것이다.

b) 맥클로스키의 퇴직 전에 그와 다음 일정을 잡을 것. 그는 통화에서 법률 사무소를 새로 열 계획이고 일거리를 찾고 있다고 말했다.

c) 위변조 방지 처방전 프로그램에 대한 3월 8일 자 보도 자료 배포. 맥클로스키는 '옳은 일을 하는' 우리 프로그램에 관한 현장 언론 질문에 대답하고 퍼듀 파마를 옹호할 준비를 마쳤다.

몇 년 후, 맥클로스키는 검사직을 그만두기 전에 일자리를 구하기 위해 퍼듀에 연락했다는 의혹을 극렬하게 반박했다. 하지만 퍼듀의 급여를 받은 전직 공무원은 맥클로스키만이 아니었다. 퍼듀는 전직 DEA 요원과, 옥시콘틴 남용으로 큰 타격을 입은 여러 주의 법 집행관을 고용했다. 또한 전국 마약 남용 수사관 협회National Association of Drug Diversion Investigators 등 지역 및 연방 마약 수사관을 대표하는 조직에도 자금을 쏟아부었다. 2001년, 퍼듀의 데이비드 해독스는 이 단체의 연례 회의에 참석해 신문 보도 슬라이드를 띄워 놓고 옥시콘틴 문제의 규모와 중독성이 과장되었다고 주장했다. 한 참석자는 동료에게 다음과 같은 메모를 건넸다. "이건 마치 필립 모리스에서 담배가 암을 유발하지 않는다고 말하는 것과 다를 바 없군."

의사나 경찰 등 전문직 단체는 기업의 기부금이 그들의 정책이나 공적 입장에 아무런 영향을 미치지 않는다고 믿고자 한다. 그러나 퍼듀에서 자금을 지원받아 연례 콘퍼런스를 개최하거나 스테이크 만찬 비용을 지불한 단체들은 이러한 자금이 기관의 사명을 얼마나 심각하게 훼손할 수 있는지 깨닫지 못하는 것 같았다.

2000년, 미국 통제물질관리국협회National Association of State Controlled Substances Authorities, NASCSA(주 정부 차원의 마약 규제 기관을 대표하는 단체) 회의에서는 눈앞으로 다가온 오피오이드 위기에 대한 긴급 조치를 촉구했다. 뉴욕주의 존 이디는 젊은 층에서 합법적인 오피오이드 사용이 증가하고 있다며, 조치를 취하지 않으면 새로운 세대의 약물 남용자들이 생겨날 뿐만 아니라 처방 마약성 진통제에 대한 법적 규제의 역풍으로 통증 환자가 피해를 볼 수 있다고 했다. 이디는 "신속하게 상황을 바로잡지 않으면 어린이와 청소년에서 사고, 중독, 과다 복용, 사망이 발생할 위험이 높습니다"라고 경고했다.

그러나 2년 후, 퍼듀로부터 자금을 지원받은 NASCSA는 회원을 대상으로 다소 생소한 강연을 준비했다. 공중 보건이 아니라 기업 홍보와 이미지 메이킹에 관한 것이었다. 그해 퍼듀가 초청한 연사는 '위기관리' 전문가인 에릭 데젠홀이었는데, 그는 '미디어에서 살아남는 사람과 그 이유'라는 제목의 강연으로 안전 규제 당국자들을 사로잡았다.

2002년, 대중에게 옥시콘틴의 위험성을 경고하려던 아트 밴지의 시도는 실패로 돌아갔다. 그는 리 고등학교에서 FDA에 약물 리콜을 요청하는 시민 청원을 시작했지만 리 카운티 밖에서는 거의 관심을 끌지 못했고 8500명의 서명을 모으는 데 그쳤다. 그가 리콜 운동을 알리기 위해 만든 인터넷 사이트에는 부정적인 메시지가 쌓였다. 한 메일에는 다음과 같은 내용이 쓰여 있었다. "당신이 진정 의사입니까? 그만두세요.

당신한테는 우리 집 개도 치료받으러 보내지 않을 겁니다."

2002년 2월, 밴지가 상원 위원회에서 증언했을 때도 의원들의 반응은 차가웠다. 밴지는 아내와 함께 버지니아주 서부에서 워싱턴까지 이동하는 동안 계속해서 발언 내용을 다듬었다. "어떤 점을 가장 중요하게 강조하는 게 좋을까? 시간이 5분밖에 안 된다고. 가장 중요한 세 가지 요점이 뭘지 생각해 봐요."

단벌 양복을 입은 밴지는 어머니에게 받은 화려한 제리 가르시아 넥타이를 매고 청문회장에 들어섰다. 퍼듀 경영진은 이미 도착해 있었다. 증인석에 앉은 밴지는 먼저 퍼듀가 옥시콘틴을 전량 회수하고, 남용 가능성이 낮아지도록 다시 제조해야 한다고 직설적으로 말했다.

"첫째, 의사들이 이 약을 부적절하고 과하게 처방했습니다. 둘째, 옥시콘틴 사태는 우리 사회에 놀라울 정도로 만연한 처방약 남용 정도를 나타내는 끔찍한 지표입니다. 셋째, 아마도 이 위원회 및 FDA와 직접적으로 연관된 사항은, 퍼듀 파마의 옥시콘틴 홍보 및 마케팅 방식이 이 문제에 중요한 역할을 했다는 사실일 겁니다."

그러나 상원 위원회 위원들은 이 약물의 사용을 억제하기 위해 지금보다 더 많은 조치를 취할 의사가 없음을 분명히 했다. 그때 퍼듀의 고향인 코네티컷주의 크리스토퍼 도드 상원의원이 밴지에게 질문을 던지기 시작했다. 그는 퍼듀의 홍보 방식이 약물 남용을 부추겼다는 증거를 제시해달라고 요구하며, 리 카운티와 같은 지역에서는 옥시콘틴이 출시되기 훨씬 진부디 치방 진통제에 대한 문제가 있었다고 지적했다.

도드의 발언은 퍼듀 경영진이 옥시콘틴과 그들의 마케팅 방법을 옹호하기 위해 주장했던 논점을 그대로 반영했다. 이는 그다지 놀랄 일도 아니었다. 청문회가 열리기 몇 주 전, 코네티컷 민주당 의원과 하워드 우델을 비롯한 퍼듀 관계자들이 자리를 함께한 적이 있었기 때문이다. 우델은 도드 의원에게 보낸 후속 서한에서 퍼듀는 이전 약물인 MS 콘 틴의 심각한 남용 사례를 알지 못했기 때문에 옥시콘틴이 남용될 것이 라고 "예상할 이유가 없었다"고 썼다.

도드의 질문에 대해 밴지는 자신의 주장을 증명할 데이터는 없지 만, 제약 회사가 약물을 남용하는 것으로 알려진 지역에서 마약성 진통 제를 공격적으로 홍보하는 것은 '상업적 성공과 공중 보건 문제를 동시 에 일으킨다'고 생각하는 게 상식이라고 대답했다. 2002년 말, 도드 상 원의원은 퍼듀의 정치 활동 위원회로부터 1만 달러의 선거 자금을 기 부받았다. 이는 그해 다른 의원들이 받은 기부금보다 10배나 많은 액수 였다.

의회의 반대를 무마하는 데 거둔 퍼듀의 성공은 법정에서도 재현 되었다. 늘어나는 옥시콘틴 관련 소송에 맞서기 위해 회사는 미국 최대 로펌인 킹 앤드 스폴딩King & Spalding과 채드본 앤드 파크Chadbourne & Parker 두 곳을 고용했다. 모두 두터운 변호인단과 풍부한 경험을 갖춘 막강한 로펌이었다.

한편, 퍼듀를 상대로 소송을 진행하는 원고 측 변호사들은 또 다른 문제에 직면했다. 대부분의 소송 청구인이 옥시콘틴 이전에 다른 약물 을 남용한 적이 있었기 때문에 중독의 책임이 퍼듀에 있다는 사실을 입 증하는 것이 사실상 불가능했던 것이다. 회사를 상대로 한 소송은 대부 분 기각되었고, 그때마다 퍼듀는 대대적으로 보도자료를 배포하며 이를 축하했다.

"이러한 판결은 소송에 끝까지 적극적으로 대응하겠다는 우리의 결의를 더욱 공고하게 해줍니다." 퍼듀의 수석 변호사 하워드 우델이 말했다. "우리는 이들 사건 중 단 한 건도 합의하지 않았습니다. 빠른 보상을 기대하며 소송을 제기하는 변호사들은 계속 실망할 것입니다."

2002년, 퍼듀의 수석 대변인인 로빈 호겐은 동료 홍보 담당 임원들을 대상으로 회사가 어떻게 난관을 극복했는지 설명했다. "위기가 닥친 첫해에 우리 회사는 솔직히 먹잇감이나 다름없었습니다. 하지만 우리는 상당히 빠르게 대응했어요. 다소 당황하긴 했지만요. 과학적 근거를 제시하고, 데이터를 확인하고, 문헌을 검토해야 한다고 말했죠. 우리는 이 문제가 정치적으로 쟁점화된 상황에서 과학적 논거를 가지고 논쟁을 벌이려 했고, 정치 컨설턴트를 더 많이 고용하기로 했습니다."

그런 다음 호겐은 곧 퍼듀가 고문 명단에 정치계 '록 스타'를 영입할 것이라는 소식으로 청중을 놀라게 했다. "지금 누군지 말씀드릴 수는 없지만, 매우 영향력 있는 정치계 유명 인사를 모실 예정입니다." 그는 말을 이어갔다. "정치적인 문제이기 때문에 제가 말씀드릴 수 있는 건 여기까지입니다. 우리는 어딘가에 공정한 경쟁의 장이 있고 과학과 진실이 승리할 것이라고 믿습니다. 하지만 안타깝게도 현실은 그렇지 못하며, 사실 정치적으로 마키아벨리처럼 행동해야만 승리할 수 있습니다. 이것이 바로 우리가 나아가고자 하는 방향입니다."

그 '록 스타'는 바로 선 뉴욕 시장인 루돌프 줄리아니였다. 9·11 테러가 발생하기 전 줄리아니는 마키아벨리 스타일의 정치인으로 명성이 자자했다. 하지만 그가 근성과 결단력을 바탕으로 폐허가 된 도시를 다시 일으켜 세우면서 이러한 이미지는 다소 완화되었고, 심지어 가장 강경한 비판자들도 그를 칭찬하기 시작했다. 2002년에는 줄리아니가 더 높은 공직에 도전할 것이라는 추측이 있었지만, 그는 줄리아니 파트너스Giuliani Partners라는 컨설팅 회사를 설립해 새롭게 얻은 위상을 현금화하기로 했다. 줄리아니는 강직한 연방 검사로 일했던 경력을 바탕으로 기업의 '청렴한 일꾼'을 자처했다. 줄리아니의 고객으로는 회계 스캔들에 휩싸인 거대 통신사 월드콤WorldCom, 입찰 담합 논란에 휩싸인 미국 서러브레드 경마 협회National Thoroughbred Racing Association, 투자자를 기만한 혐의로 기소된 월스트리트 기업 메릴린치Merrill Lynch 등이 있었다. 이제 그는 퍼듀가 옥시콘틴 위기를 헤쳐 나가는 데 도움을 줄 예정이었다. 줄리아니 파트너스는 수수료를 공개하지 않았지만 전 뉴욕 시장의 서비스는 저렴하지 않았다. 순회강연에서 그는 저녁 식사 후 강연에 10만 달러를 요구했다.

전립선암에서 회복한 지 얼마 되지 않은 줄리아니는 퍼듀에 대해 공개적으로 이야기할 때면 환자로서의 경험을 자주 인용했다.

그는 "수천만 명의 미국인이 지속적인 통증으로 고통받고 있습니다. 통증에 시달리는 사람들을 위해 적절한 처방 진통제에 대한 접근성을 보장하는 동시에 이와 같은 필수 의약품의 오남용을 방지하기 위해 노력해야 합니다"라고 말했다.

퍼듀는 줄리아니의 정치적 인맥도 활용했다. 줄리아니가 고용된 지 얼마 지나지 않아 그를 따라 민간 부문으로 진출한 버나드 케릭 전 뉴욕시 경찰청장이 아사 허친슨 DEA 국장에게 연락을 취했다. 당시 DEA는 로라 네이글이 진행 중인 사건과 더불어 뉴저지에 있는 퍼듀 공장에서 발생한 옥시콘틴 절도 사건도 수사 중이었는데, 케릭이 해당 시설의 보안 절차를 강화하는 임무를 맡았기 때문이었다(케릭은 후에 세금 사기 혐의로 수감되었다).

케릭은 한 기자에게 "시장님과 저는 방금 DEA 국장 아사 허친슨과 임직원, 그리고 퍼듀 경영진을 만났습니다"라고 말했다. "우리는 법정 판결로 퍼듀의 소유권이 넘어가는 것을 원하지 않습니다. 폐업하는 사태도 마찬가지입니다. 이번 일을 통해 업계의 모범적인 보안 표준을 정립하는 것이 제가 바라는 바입니다."

줄리아니와 전 아칸소주 상원의원이었던 허친슨의 접촉 횟수가 늘어나자 DEA 내부에서는 우려의 목소리가 커졌다. 개별 업체에 대한 조사에 DEA 국장이 직접 관여하는 것은 매우 이례적인 일이었기 때문이다. 통상적으로 법무부는 사건을 담당하는 DEA 현장 관계자의 의견을 수렴해 수사 진행 방법을 결정하지만, 줄리아니가 합류한 후 허친슨이 부하 직원들을 불러 수사를 계속해야 하는 이유를 설명하도록 요구하면서, 퍼듀 공장에 대한 DEA 수사 속도가 느려졌다.

그러나 허친슨이 로라 네이글의 수사를 방해한 건 아니었다. 2002년 봄, 네이글은 데이비드 고빈이라는 DEA 약리학자로부터 그동안의 분석 결과를 담은 보고서를 받았다. 가히 '퍼듀에 투하할 폭탄'이라 할 만한 수준이었다. 고빈은 몇 달 동안 좁은 책상 앞에 구부정하게 앉아 1300건의 사망 보고서를 샅샅이 훑어보았다. 옥시코돈과 관련된 약물 과다 복용 사망 사건에 대한 데이터 요청에 따라 지역 검시관들이 보내온 것이었다. 그는 내용이 충분치 않다고 판단한 350건의 보고서는 폐기했고, 나머지 950건을 분석해 과다 복용 피해자의 부검 또는 독성 검사에서 옥시코돈이 얼마나 발견되었는지 확인했다.

네이글은 그 비율이 꽤 높을 것으로 추측했다. 그러나 고빈의 연구 결과는 그녀의 예상을 훨씬 뛰어넘었다. 옥시콘틴은 전체 과다 복용 사망 사건의 절반에서 확실히 관여했거나, 관여했을 가능성이 매우 컸다. 고빈은 분석 결과를 토대로 사망자를 몇 개의 그룹으로 분류했다. 의무 기록이나 경찰 정보에서 옥시콘틴이 사망과 관련이 있다는 증거가 확인된 그룹에는 '옥시콘틴 확인', 독성 검사 결과 옥시코돈은 검출되었지만 아스피린이나 아세트아미노펜(기존의 마약성 진통제에는 들어 있지만 옥시콘틴에는 포함되지 않은 성분)은 검출되지 않은 그룹에는 '옥시콘틴 가능'이라는 이름을 붙였다. 그 결과 그가 검토한 자료의 약 15%인 145건은 '옥시콘틴 확인' 그룹, 34%인 318건은 '옥시콘틴 가능' 그룹으로 분류되었다.

충격적인 수치였다. 하지만 네이글이 가장 큰 충격을 받은 부분은 따로 있었다. 이는 옥시콘틴에 대한 모든 논쟁의 판도를 바꿀 만한 내용이었는데, 의사의 지시대로 옥시콘틴을 사용하면 환자에게 위험을 초래하지 않는다고 한 퍼듀 경영진의 주장과 달리, 고빈은 처방받은 대로 옥시콘틴을 사용한 환자들도 과다 복용으로 사망하고 있다는 결론을 내렸기 때문이다.

그는 약물 과다 복용 사망자를 부검한 결과 체내에 여러 종류의 처방 약물이 섞여 있는 경우가 많았다는 보고서를 근거로 이러한 결론을 내렸다. 단일 약물을 과다 복용해 사망하는 경우는 비교적 드물었는데, 한 가지 약물만 발견되었다는 사실은 일반적으로 한 종류의 약을 다량 복용해 자살했다는 것을 의미했다. 고빈이 주목한 것은 부검 보고서에 기재된 특정 약물의 조합이었다. 그가 확인한 자료의 상당수에서 희생자의 혈액에 진정제와 항우울제의 흔적이 남아 있다고 적혀 있었다. 의사들이 옥시코돈을 복용하는 통증 환자의 불안을 잠재울 목적으로 이러한 약물을 처방하는 경우가 많다는 사실을 고려하면, 이는 옥시콘틴 복용 환자가 약물을 과다 복용했다는 것을 의미했다. 이 결과가 매우 중요하다고 생각한 네이글은 고빈의 연구 결과와 그것이 환자에게 미치는 영향을 요약한 보도 자료를 발표했다.

FDA가 승인한 표준 옥시콘틴 요법을 처방받는 '정상적인' 환자는 여러 약물을 복용하는 경우가 많습니다. '만성 통증' 환자에게 권장되는 치료법 중 하나는 오피오이드와 항우울제를 병용 투여하는 것인데, 이는 여러 약물의 사용으로 이어질 수밖에 없습니다. 이 사실을 염두에 두면 옥시콘틴 사망자 중 상당수가 다약물 독성과 관련된다는 사실은 그리 놀랍지 않습니다. 하지만 그렇다고 해서 이러한 사망 사례에서 옥시콘틴이 미친 영향이 줄어들지는 않습니다.

네이글은 FDA가 DEA의 데이터를 확인한다면 더욱 강력한 조치를 취할 수밖에 없을 것으로 확신했다. 하지만 퍼듀 경영진과 FDA 관계자들이 고빈의 연구를 검토하기 위해 그녀의 사무실에 나타났을 때, 네이글은 자신의 예상이 빗나갔음을 직감했다.

퍼듀 측은 통증 환자가 진통제를 과다 복용한다는 주장을 과학적으로 뒷받침할 만한 데이터가 없다며 고빈의 결론을 일축했다. 대신 그들은 약물 남용자들이 쾌감을 극대화하기 위해 다른 약물을 함께 복용하며, 자낙스와 같은 진정제와 옥시콘틴의 병용 투여는 특히 자주 사용되는 조합이라고 지적했다. 회의에 참석한 FDA 고위 관리인 닥터 신시아 맥코믹도 이에 동의하며, DEA가 검토한 사망 보고서는 매우 모호하기 때문에 옥시콘틴의 안전성에 대한 결론을 내리기에는 무리가 있다고 덧붙였다. 또 다른 FDA 관계자도 "우리가 당황할 상황은 아닌 것 같네요"라고 말하며 대화를 마무리했다.

네이글은 한계를 느꼈다. 경찰인 그녀는 사망 데이터를 단순화해서 해석했지만, 그 안에 숨어 있는 현실은 단순하지 않았다. 몇 년 후 고빈의 연구 결과 중 일부는 정확한 것으로 판명되었으나(오피오이드와 진정제를 혼합하면 통증 환자와 남용자 모두에게 치명적일 수 있다는 사실), 2002년 당시 그가 내린 결론은 데이터로 뒷받침할 수 없었다. "제 인생 최악의 나날이었어요." 네이글이 당시를 떠올리며 말했다.

얼마 후, 플로리다주 법무장관 밥 버터워스에 의해 퍼듀에 또 한 번의 위협이 닥쳤다. 그러나 이번 위협은 버터워스 자신의 정치적 야망 덕분에 금방 사그라들었다. 2001년, 자신의 주가 옥시콘틴 남용의 진원지였던 버터워스는 퍼듀에 대한 조사를 시작한다고 발표했다. 목표는 두 가지였다. 첫 번째는 퍼듀가 옥시콘틴을 부적절하게 홍보했는지 확인하는 것이고, 두 번째는 2000년 초에야 옥시콘틴 남용을 알게 되었다고 주장한 회사 경영진의 말이 사실인지 확인하는 것이었다. 버터워스는 플로리다에서 옥시콘틴으로 인한 사망자가 많이 발생한 것이 조사의 계기가 되었다며, 〈사우스 플로리다 선 센티널South Florida Sun Sentinel〉과의 인터뷰에서 "검시관들이 작성한 사망자 보고서를 읽다가 관심을 가지게 되었습니다"라고 말했다.

사실 버터워스는 강력한 상대가 될 수 있는 인물이었다. 몇 해 전, 그는 전국 주 법무장관들이 담배 업계를 상대로 대대적인 소송 공세를 펼쳤을 때 최전선에 섰던 전력이 있었다. 하지만 이번 사건에서 버터워스의 조사는 단기간에 끝났고 성과도 미미했다. 그는 수사의 핵심 증인이 될 수 있는 전현직 퍼듀 영업 사원 100여 명의 명단을 확보했다. 그러나 실제로 면담이 이루어진 건 단 한 사람, 한때 펜실베이니아 및 웨스트버지니아 지역 영업 관리자였던 윌리엄 거글리뿐이었다. 거글리는 상당한 파급력을 지닌 정보를 제공했다. 그는 마케팅 부서의 고위 임원 두 명이 영업 사원과의 회의에서 옥시콘틴은 "습관을 형성하지 않는다"고 말했으며, 제약 회사가 후원하는 주말 통증 치료 세미나는 사실상 퍼듀가 옥시콘틴 판매를 늘리기 위해 의사를 유급 연사로 모집하는 데 사용한 '돈벌이 수단'이었다고 설명했다.

하지만 조사는 거기서 끝났다. 임기 제한 기준 때문에 플로리다 법무장관 연임이 불가능해진 버터워스가 주 의회 의원 선거에 출마하기로 했기 때문이었다. 그는 선거가 임박한 상황에서 수사를 통해 정치적 이득을 얻고 차기 법무장관이 수사를 중단시킬 위험을 없애기 위해 진행 중인 수사를 마무리해야 한다는 압박에 직면했다. 2002년 11월, 플로리다 주민들이 투표장에 가기 불과 나흘 전, 버터워스와 퍼듀는 주 정부 수사를 종결하기로 합의했다고 발표했다. 퍼듀는 플로리다주의 치방전 모니터링 시스템 구축 비용을 분담하기 위해 플로리다주에 200만 달러를 지불하기로 약속했고, 버터워스는 그 대가로 수사를 종결했다. 며칠 후, 그는 선거에서 완패했다.

2003년이 되었다.

새해 첫날, 린제이 마이어스는 테네시주 존슨시티의 한 병실에서 고통스러운 비명을 지르고 있었다. 몇 시간 후 그녀는 아이를 낳았다. 건강한 아들이었다. 아들의 이름은 브레넌이었지만 린제이와 제인은 중간 이름인 카일로 불렀다. 퇴원 후 린제이는 페닝턴 갭으로 아들을 데려왔다.

카일이 태어나기 전 몇 달은 린제이와 부모에게 절망적인 시기였다. 린제이는 다시 옥시콘틴에 중독되었고, 아버지의 신용카드로 친구들의 차에 기름을 넣어 주고는 그들에게서 받은 현금으로 마약을 구입했다.

린제이는 임신한 사실을 알게 된 후 근처 낙태 클리닉에 여러 번 예약했다. 하지만 실제로 방문한 적은 없었다. 그녀는 출산에 대한 두려움을 떨쳐내기 위해 더 자주 약물을 사용했다. 당시 린제이를 담당했던 약물 남용 상담사 래리 라벤더는 그녀가 목숨을 잃을지도 모른다며 걱정했고, 린제이의 부모인 제인과 조니에게 딸의 불안정한 상태를 고려할 때 임신이 끝날 때까지 장기 거주 치료 프로그램에 입소시키는 게 좋겠다고 제안했다. 라벤더는 테네시주 채터누가에 있는 임산부 수용 시설을 알려주었다.

린제이를 병원으로 데려간 제인과 조니는 아기가 태어날 때까지 메타돈을 계속 복용해야 한다는 말을 들었다. 이는 임신부가 출산 전 금단 증상으로 인한 스트레스를 겪지 않도록 하기 위한 일반적인 의료 조치였다. 그러나 아기가 오피오이드 의존 상태로 태어날까 봐 두려웠던 제인은 린제이를 페닝턴 갭으로 데려오기로 마음먹었다.

그 무렵 린제이는 새 남자친구와 함께 살고 있었다. 어느 날 제인은 린제이가 감옥에 갇혀 있다는 얘기를 들었다. 몇 시간 전 월마트에서 비강 스프레이를 훔친 혐의로 체포된 것이었다. 린제이는 보석금을 내고 풀려났지만 바뀐 건 아무것도 없었다. 아버지의 다이아몬드 반지, 오빠의 금목걸이, 어머니의 에메랄드 반지 등 집안에서 고가의 보석류가 사라지기 시작했다.

린제이가 비디오 가게에서 보석을 담보로 돈을 빌리고 있다는 제보를 받은 래리 라벤더는 제인에게 이 사실을 알렸고, 제인은 돈을 내고 다시 보석을 찾아왔다. 부부는 린제이에게 선택권을 주었다. 출산 후 치료 시설에 들어가거나 아니면 가족의 보석을 훔친 혐의로 기소되거나 둘 중 하나였다.

카일이 태어나고 몇 주 후, 린제이는 집을 떠나 미네소타에 있는 유명한 약물 남용 치료 시설인 헤이즐든 클리닉으로 향했다. 그리고 한 달간 성공적으로 치료를 받은 후 애리조나주 피닉스로 이동해 사회복귀 시설에서 생활했다. 린제이는 어머니와 통화하며 리 카운티로 돌아갈지, 아니면 카일과 함께 다른 곳에서 새로운 삶을 시작할지 고민된다고 말했다.

몇 달 후, 린제이는 집으로 돌아왔다. 그녀는 순조롭게 회복한 듯 보였지만 제인에게 지금은 카일을 돌볼 수 없다고 말했다. 피닉스에 일자리를 구했고, 거의 매일 상담 모임에 참석하고 있다고 했다. 가을에는 대학에도 가고 싶어 했다. 그녀는 이러한 상황에서 아이를 기우는 건 너무 부담스러울 것 같다고 토로했다.

린제이의 부모는, 린제이가 정말 갈 거라고는 생각하지 않았지만,

카일을 법적으로 입양할 가능성도 열어 놓았다. 린제이가 짐을 싸는 동안 제인은 딸이 마음을 바꿨다고 말하길 기다렸다. 얼마 후 린제이를 태운 차가 집을 벗어나 언덕 아래로 내려가는 소리가 들렸다. 제인은 차가 멈추고 후진하는 소리가 들리길 기대했지만 그런 일은 일어나지 않았다.

———

몇 달 동안 퍼듀 경영진은 로라 네이글과 아트 밴지 같은 비판자와 적대자들이 회사의 홍보 시스템에 휘둘리거나 무너지는 모습을 흐뭇하게 지켜보았다. 하지만 2002년 12월, 퍼듀 경영진은 이러한 분위기에 찬물을 끼얹는 통지를 받았다. 보건의료 담당 수사관 그레고리 우드가 근무하던 버지니아주 서부 지방 검찰청에서 보낸 소환장이었는데, 법무부에서 퍼듀의 옥시콘틴 마케팅에 대한 조사를 공식적으로 시작했음을 알리는 것이었다.

몇 달 전 두 명의 검사보가 퍼듀 영업 사원들의 옥시콘틴 허위 마케팅에 대한 그레고리 우드의 의견을 전하러 온 적이 있었다. 해병대 출신으로 건장한 체격의 릭 마운트캐슬과 키가 크고 다소 우울해 보이는 표정의 랜디 램지어였다. 이들은 캠페인의 배후에 회사 고위층이 있었는지 의문을 제기했다.

퍼듀가 옥시콘틴을 판매하기 시작한 이후 몇 년 동안 마운트캐슬과 램지어는 다른 법 집행관들과 마찬가지로 그들이 처리하는 사건의 종류가 크게 바뀌는 것을 목격했다. 2001년이 되자 강도, 사기, 폭행, 마약 밀매 등 거의 모든 사건이 퍼듀의 약물과 관련되었다.

밥 버터워스가 수사를 종결하기 직전인 2002년 말, 조디 콜린스라는 주 검찰 부검사가 퍼듀의 변호사에게 편지를 보내 버터워스가 제기했던 주요 질문에 관한 답변서를 요구했다. "퍼듀는 언제 옥시콘틴의 남용 사실을 처음 알게 되었으며 어떤 조치를 취했습니까?" 당시에는 플로리다 소송이 종결되는 바람에 콜린스 역시 질문에 대한 답을 얻지 못했지만, 이제 마운트캐슬과 램지어가 그 답을 찾고자 했다.

10장

심판

2007년 5월 10일 아침, 애빙던 하늘은 밝고 푸르게 빛났다. 이 지역은 한때 애팔래치아 탄광으로 향하는 기차들이 교차하던 시골 마을이었지만, 이제는 식민지 시대의 가옥을 복원한 건물과, 대공황 무렵 지어진 이래 지역 농부들이 농산물과 입장권을 교환하던 바터 극장Barter Theatre 과 같은 상징성 있는 건물이 곳곳에 자리 잡고 있었다. 바터에서 멀지 않은 곳에 또 다른 역사적 랜드마크인 크고 우아한 저택이 있었다. 한때 유서 깊은 마사 워싱턴 여자대학교였다가 지금은 마사 워싱턴 인 Martha Washington Inn 호텔로 바뀐 건물이었다. 2007년 5월 바로 그날 아침에, 마이클 프리드먼, 하워드 우델, 폴 골든하임 등 퍼듀의 최고 경영진 3명은 이 건물에서 나와 자신들에게 닥칠 줄은 꿈에도 몰랐던 심판의 날을 맞았다.

옥시콘틴이 리 카운티와 같은 지역에서 사용되기 시작한 지 8년이 지났다. 그 사이 이 약물은 미국 전역에서 남용되며 수만 명의 생명을 앗아갔다. 피해자 중에는 시골에 사는 사람뿐만 아니라 도시 거주자, 부유층, 유명 인사도 포함되었다. 2003년에는 약물 남용자를 나약하고 타락한 사람으로 몰아붙이던 보수 라디오 논객 러시 림보조차 자신도 옥시콘틴에 중독되었다고 고백했다.

합법적 오피오이드를 포함한 약물 과다 복용 사망은 계속해서 놀라운 속도로 늘어났고, 의사의 처방 건수도 비슷한 속도로 증가했다. '통증과의 전쟁'은 여전히 진행 중이었다. 2001년, 병원 표준을 제정하는 단체인 의료기관 인증 공동위원회Joint Commission on the Accreditation of Healthcare Organizations는 통증을 (체온, 호흡수, 혈압, 맥박수에 이어) '다섯 번째 활력 징후'로 채택했다. 퍼듀와 같은 기업과 오피오이드 지지 단체의 로비에 따른 이 조치는 오피오이드로 통증을 치료하도록 장려했다. 또한 설문조사를 통해 의사가 통증을 적절하게 치료하는지를 환자가 평가하도록 함으로써 의사가 더 많은 약을 처방하도록 유도했다.

옥시콘틴에 대한 논란에 놀란 일부 의사들은 중독 치료에 쓰이지만 통증 치료에도 처방하는 메타돈과 같은 대체 약물로 전환했다. 그러나 메타돈은 작용 기전을 잘 모르는 사람이 사용할 경우 치명적일 수 있다. 메타돈은 옥시코돈보다 약효가 느리게 퍼지면서 체내에 훨씬 오래 남아 있는데, 사용 경험이 없는 사람은 빠른 효과를 위해 많은 양을 복용할 가능성이 높기 때문이다. 진통제 수요가 증가하자 제조업체는 옥시콘틴 남용이 만연한 핫 스폿에 막대한 양의 옥시코돈을 보내기 시작했고, 미국의 오피오이드 수요가 늘어나는 모습을 본 멕시코 마약 카르텔 역시 값싼 헤로인을 대량으로 생산해 미국으로 배송했다.

오피오이드 유행이 점차 확산하고 있었지만 연방 관리, 그리고 미국의사협회American Medical Association와 같은 전문가 그룹은 이러한 흐름을 막는 데 관심이 없었다. 환자를 보호하기 위한 통증 치료 전문가들의 합리적인 권고조차 무시되거나 거부되었다. 한 가지 안案은 옥시콘틴과 같이 중독성이 강한 약물을 처방하는 의사들에게 몇 시간의 의무 교육을 받도록 하는 것이었다. 2001년, FDA는 의사가 부프레노르핀buprenorphine이라는 새로운 중독 치료제를 사용하려면 간단한 교육을 받도록 하는 규정을 채택했다. 그러자 통증 전문가인 닥터 나다니엘 폴 카츠는 의사가 중독 치료제를 처방하기 위해서는 교육을 받아야 하는 반면, 중독 가능성이 있는 마약을 처방하는 데 필요한 DEA 면허는 간단한 서류만 작성하면 받을 수 있다는 것은 불합리하다고 생각했다. FDA 고문 의사였던 카츠는 지난 수년 동안 의무 교육을 받은 의사에게만 가장 강력한 마약성 진통제 처방을 허용하는 규정을 마련하려고 노력해 왔다. 그러나 FDA 관리들은 이 제안을 지지하지 않았고, 미국의사협회에서도 이러한 규정이 의사에게 불편을 초래할 것이라며 격렬하게 반대했다.

혼란 속에서도 퍼듀 경영진은 자신들은 잘못한 것이 하나도 없으며 회사의 방침은 언제나 '통증 환자의 이익'이라는 단 하나의 목표에 부합했다고 주장했다. 하지만 그러한 위선은 곧 종말을 맞이할 터였다.

2002년 12월 퍼듀에 첫 소환장을 보낸 이후, 릭 마운트캐슬과 랜디 램지어 수사팀은 4년 동안 수천 개의 퍼듀 내부 이메일, 각종 기록 및 문서를 샅샅이 뒤졌다. 그들은 전직 퍼듀 영업 사원, 마케팅 임원, 연구원, 의료진, 화학자들을 포섭해 연방 대배심에서 증언해 달라고 요청했다. 그리고 애빙던에서 시작된 운명의 그날, 환자에게 옥시콘틴을 처방한 의사와 처방전에 따라 약을 조제한 약사는 대배심원단에게 퍼듀 영업 사원의 주장이 거짓이라는 사실을 어떻게 알게 되었는지 증언했다.

FDA 관계자들도 퍼듀가 자신들에게 말한 내용과 밝히지 않은 내용에 관해 이야기했다.

인디애나의 의사 스티븐 베이커는, 퍼듀 영업 사원이 '중독자가 퍼코셋과 같은 약물을 주사하면 뇌졸중과 심장마비를 일으킬 수 있지만, 옥시콘틴은 지속형 약물이기 때문에 이들 약물보다 안전하다'고 주장했다고 했다. 다른 의사도 퍼듀의 영업 사원이 다른 약물을 복용하는 환자에게 "옥시콘틴은 더 깨끗하고 중독성이 적다"며 복용 약물을 바꾸라고 권유했던 일을 언급했다. 그는 2000년 6월에 바로 그 담당자로부터 옥시콘틴과 같은 강력한 오피오이드를 의료용으로 사용하더라도 환자가 중독될 위험은 1% 미만이라고 주장하는 편지를 받았다고 했다. 데이비드 해독스가 즐겨 인용하던 근거 없는 수치였다.

초기 옥시콘틴 남용 지역 중 하나인 버지니아주 태즈웰 카운티의 전 영업 사원이었던 마크 로스는, 의사의 진료 대기실에 약물 복용자와 남용자처럼 보이는 사람들이 많다는 점을 사내 관리자에게 여러 차례 이야기했다고 증언했다. 하지만 그의 상관은 자신이 급여를 받는 이유는 의사가 알약 공장을 운영하는지 여부를 확인하는 것이 아니라 약물을 팔기 때문이라고 대답했다.

검찰은 사우스캐롤라이나 머틀 비치의 통증 클리닉을 담당했던 퍼듀 영업 사원도 소환했다. 2001년 중반에 DEA가 폐쇄한 병원이었다. 퍼듀는 이 지역에서 옥시콘틴 처방이 급증한 이유가 이곳의 인구 고령화 때문이라고 주장했었다. 그러나 영업 사원들은 오랫동안 이 병원을 알약 공장이라고 의심했을 뿐 아니라, 주 당국이 병원 소유주인 닥터 데이비드 우드워드의 의사 면허를 정지한 사실도 알고 있었다고 인정했다. 그런데도 퍼듀의 한 지역 관리자는 (자신의 클리닉에 고용된 의사들이 약을 처방하도록 지시한) 우드워드에게 퍼듀의 유급 연사 교육을 받도록 추천했다. 퍼듀가 후원하는 콘퍼런스에서 우드워드와 함께 강연한다는 사실을 알게 된 다른 의사는 강연을 거부했다. 영업 사원은 그가 약물을 처방하는 대가로 환자에게 성관계를 요구하는 '소시오패스'였다고 증언했다. DEA가 그의 클리닉을 폐쇄한 지 2년 후, 우드워드는 15년 징역형을 선고받았다.

램지어와 마운트캐슬이 이끄는 팀은 모두 한 마음으로 옥시콘틴 사건에 임했다. 램지어는 암 진단을 받은 후에도 수사팀에 복귀했다. 연방 변호사들 역시 시간과 에너지가 많이 드는 이 사건에 매달렸기 때문에 법무부는 애빙던 법원의 다른 사건은 버지니아주 검사들에게 위임했다. 수사팀에는 2000년에 퍼듀 경영진을 만나 옥시콘틴의 폐해를 경고한 태즈웰 카운티의 검사 데니스 리도 있었는데, 데니스는 알지 못했겠지만, 그가 퍼듀 경영진을 만난 시점은 퍼듀에서 마크 로스에게 태즈웰 카운티의 의사들이 중독자들에게 계속해서 옥시콘틴을 처방하고 있다는 사실을 무시하라고 지시한 바로 그 무렵이었다.

연방 검찰은 퍼듀가 제출한 문서를 검토하는 과정에서 회사가 옥시콘틴 판매의 가장 큰 장애물, 즉 약물 중독 가능성에 대한 우려를 잠재우기 위해 데이터를 어떻게 왜곡했는지 밝혀냈다. 왜곡된 정보는 거짓으로 옥시콘틴의 안전성을 주장하는 영업 사원들의 차트에 포함되어 있었다. FDA는 이 자료가 엉터리라고 지적했지만, 퍼듀는 이 데이터를 사용해 약을 판매하도록 교육했다.

한편, 검찰은 퍼듀가 규제 당국에 정보를 은폐한 사실도 발견했다. 이는 퍼듀가 옥시콘틴을 출시했을 때 FDA가 허용한 다른 주장, 즉 '매일 60밀리그램 미만(비교적 적은 용량)의 약물을 복용한 환자는 오피오이드 금단과 관련된 불안과 불편감을 겪지 않고도 즉시 약물을 중단할 수 있다'는 내용과도 관련이 있다. 이 주장은 옥시콘틴이 환자에게 심각한 의존이나 중독을 일으킬 수 있다는 우려를 누그러뜨리기 위한 또 하나의 영업 도구로 사용되었다.

당시 FDA는, 소량을 복용할 경우 환자가 오피오이드를 중단하더라도 "명백한 금단 증상을 보이지 않는다"고 보고한 연구(퍼듀로부터 연구비를 지원받았다) 결과를 근거로 이 주장을 허용했다. 그러나 검찰은 퍼듀가 2000년에 저용량 복용 환자들이 심각한 금단 증상을 겪고 있다는 사실을 인지하고 있었다는 증거를 확보했다. 연구 결과가 부정확할 경우 회사의 '리스크 관리' 측면에 미칠 영향을 논의한 내부 이메일을 발견했기 때문이다.

2001년, 내부 조사 결과 퍼듀는 전체 환자의 25%에서 금단 증상과 일치하는 증상을 보였다는 결론을 내렸다. 퍼듀 의학부에서는 회사에 문의하는 의사들에게 금단 증상을 피하려면 옥시콘틴을 서서히 줄여야 한다고 말하기 시작했다. 그러나 검찰은 고위 경영진의 허락하에 영업사원이 의사에게 부정확한 연구 결과를 제공했음을 보여주는 이메일을 발견했다. 2003년 퍼듀의 규제 담당 고위 임원이 작성한 이메일에는 마이클 프리드먼, 하워드 우델, 폴 골든하임이 이 결정을 승인했다고 적혀 있었다. 이메일에는 "하워드, 마이클, 폴은 다음 두 논문을 우리 영업팀에서 신중하게 배포하는 데 동의합니다"라고 명시되어 있었다. "이들 논문은 의사에게 전하기 전에 형광펜으로 강조 표시를 해서는 안 되고, 학술대회나 부스에서 배포해서도 안 되며, 의사 개개인에게 적절한 방식으로 전달되어야 합니다."

한편, 퍼듀의 다른 이메일에서 일부 의료진은 FDA에 이 문제를 알려야 한다고 주장했다. "우리는 하루 20~60mg 투여하던 환자가 금단 증상 없이 갑자기 치료를 중단할 수 있다고 말하는 건 옳지 않다고 판단했습니다." 한 연구원은 "용량을 줄이는 것이 더 신중한 의학적 권고라고 생각합니다"라고 쓰며 이렇게 덧붙였다. "추신: 우리가 발행한 연구 보고서가 잘못되었다면 이를 바로잡고 수정된 보고서를 제출하는 게 중요하지 않을까요?" 그러나 FDA 관계자의 증언에 따르면 수정 보고서 제출은 없었다.

검찰은 퍼듀 고위 경영진이 옥시콘틴의 광범위한 오남용에 대해 알고 있었음을 시사하는 이메일도 발견했다. 그리고 법정에서 이 내용을 증언할 전직 퍼듀 직원의 신상도 확보했다. 하워드 우델 밑에 있던 직원이었다.

폴 핸리는 퍼듀를 상대로 다수의 소송을 진행하던 원고 측 변호사였다. 그의 고객 중에는 교통사고로 허리를 다친 후 옥시콘틴에 중독된 모린 사라도 있었는데, 전직 퍼듀 직원이었던 사라는 우델과 다른 퍼듀 경영진에게 치명적인 법적 타격을 입힐 만한 이야기를 들려주었다. 그녀는 1990년대 후반 우델의 지시를 받아 약물 남용자들이 모이는 채팅방에서 옥시콘틴에 대한 이야기를 모니터링했다고 했다. 채팅방은 옥시콘틴을 부수고 남용하는 게 얼마나 쉬운 일인지 이야기하는 사람들로 북적거렸다. 사라가 자신이 본 내용을 우델에게 이야기하자, 그는 조사를 계속하면서 보고서를 작성하라고 지시했다. 하지만 보고서를 제출하자 우델은 이를 없애라고 했다.

하지만 사라는 신뢰할 수 있는 증인이 아니었다. 옥시콘틴 중독자이면서 퍼듀에서는 해고된 상태였고, 우델과 주고받았다는 이메일도 가지고 있지 않았기 때문이다. 그럼에도 불구하고 핸리는 버지니아의 연방 검사에게 이 내용을 전달했고, 랜디 램지어는 사라가 대배심에서 증언할 때 애빙던에 함께 가겠다고 제안했다. 하지만 여행은 재앙으로 끝났다. 증언이 예정된 전날 저녁 사라가 사라졌기 때문이다. 핸리는 다음 날 아침 애빙던 병원 응급실에서 사라를 찾았다. 의사에게 진통제를 처방해 달라고 간청하러 간 것이었다. 그녀의 대배심 출두는 취소되었다. 그러나 검찰은 수사 기록에서 사라의 이야기를 뒷받침하는 이메일을 찾아냈다. 예를 들어 1999년 6월, 사라는 인터넷에서 "퍼듀 제품, 특히 옥시콘틴 오남용에 대한 이야기"를 확인했다는 내용의 이메일을 우델에게 보냈고, 한 달 뒤에는 오하이오주의 약물 남용 수사관인 존 버크가 퍼듀에 보낸 이메일도 사내 변호사에게 전달했다. 버크는 "닥터 쇼핑을 하는 사람과 판매자 집단에서 옥시콘틴 남용이 계속 증가하는 추세입니다"라고 썼다. "일시적인 것으로 보입니다만, 의미 있는 현상이 분명합니다."

검찰은 퍼듀를 상대로 한 소송에서 사라가 증언한 내용도 인용했다. 사라는 1999년 가을 우델에게 이메일을 보내 당시 최고 용량보다 두 배 더 강력한 160밀리그램짜리 옥시콘틴을 판매하려는 퍼듀의 계획이 비극적인 결과를 초래할 거라고 경고했다. "80밀리그램으로도 사람들이 죽어 나가고 있어요. 대체 왜 160밀리그램을 내놓는 거죠?" 그녀는 이메일에서 물었다. 사라의 증언에 따르면 우델은 메시지를 받은 후 매우 분노했다. "대체 무슨 소리를 하는 거야? 우리 대화 내용이 드러나면 다 끝장이라고!" 그는 그녀에게 이메일을 모조리 삭제하라고 명령했다.

법무부가 제약 회사를 상대로 법적 조치를 취하는 것은 드문 일이 아니다. 1990년대 후반부터 연방 검찰은 제약 회사를 고소하기 시작했다. 기소 이유는 대개 의약품에 대해 허위 광고를 하거나, FDA가 사용을 승인하지 않은 질환을 치료할 때 해당 약품을 '오프 라벨'로 사용하도록 의사에게 홍보한 혐의였다(제약 회사는 FDA가 승인한 목적으로만 약물을 홍보할 수 있지만, 의사는 모든 질환에 자신이 필요하다고 생각하는 약물을 처방할 수 있다).

하지만 마운트캐슬과 램지어는 퍼듀의 위반 사항이 통상적인 사례보다 훨씬 심각하다고 판단했다. 그들은 퍼듀가 옥시콘틴의 남용 및 중독 가능성에 대해 거짓 정보를 전달하도록 영업 사원을 교육함으로써 범죄 행위를 저질렀다고 생각했다. 또한 회사의 고위 임원인 우델, 프리드먼, 골든하임이 회사의 사기 행각에 가담했을 뿐 아니라, 허위 진술을 했다고 결론지었다. 2006년 중반, 조사를 마무리한 마운트캐슬과 램지어는 이 세 사람을 '유죄 판결을 받으면 감옥에 갈 수 있는 중대 혐의'로 기소하고자 했다.

상관이었던 버지니아주 서부 지방 검사 존 브라운리는 이들의 강경한 대응을 적극적으로 지지했다. 브라운리는 할리우드 영화에 등장하는 정의로운 검사 그 자체였다. 저명한 집안 출신에, 아버지(레스 브라운리)는 베트남전 참전 용사이자 전 육군 장관이었고, 존 브라운리 역시 군 복무 경험이 있었다. 그는 루돌프 줄리아니를 비롯한 미국 연방 검사들이 거쳐 간 대로, 탄탄대로를 따라 선출직 공직에 진출할 것처럼 보였다.

한편, 퍼듀의 변호사들은 법무부 고위 관리를 상대로 회사에 대한 수사가 부당하다는 점을 설득하려고 애쓰고 있었다. 2004년, 당시 미국 법무부 차관이었던 제임스 코미가 브라운리와 그의 검사팀을 워싱턴으로 소환했다. 그는 회의실에 들어서자마자 물었다. "왜 치킨맨을 기소하는 겁니까?" 하지만 이 사건이 텔레비전 광고로 잘 알려진 치킨 회사 대표 프랭크 '퍼듀'가 아니라 제약 회사 퍼듀 파마에 대한 것이라는 설명을 들은 코미는 브라운리와 그의 동료들에게 수사를 계속하라고 독려했다.

2006년 여름, 검찰은 퍼듀와 세 임원에게 수사 결과와 기소 혐의를 통보했다. 회사는 이미 초호화 변호인단을 준비해 두고 있었다. 전 맨해튼 연방 검사 메리 조 화이트와 경험이 풍부한 전직 연방 검사 하워드 샤피로, 그리고 전 뉴욕 시장 루돌프 줄리아니도 고문으로 변호인단에 참여했다.

변호인단은 검찰의 결론이 잘못되었으며, 관련 문서 중 일부만 취사선택해 소송을 제기한 것이므로 법정에서 다투면 바로 패소할 거라고 주장했다. 2006년 9월, 이들은 브라운리 팀이 제기한 혐의를 반박하기 위해 이틀에 걸쳐 장장 8시간 동안 프레젠테이션을 진행했다. 변호인단은 퍼듀 경영진이 문제를 알게 되었다고 말한 2000년 초 이전에는 옥시콘틴 남용에 관해 전혀 알지 못했다는 관련자들의 진술을 제시했다. 또한 메인주 검사가 경고장을 발부했을 당시 회사 경영진이 크게 놀랐음을 보여주는 이메일도 제출했다. 그들은 퍼듀가 위기에 책임감 있게 대응했고, 약물 남용을 억제하기 위해 가능한 모든 조치를 취했다고 주장했다.

그러나 검찰은 이들이 의도적으로 다른 사람을 속이려 했다는 주장을 완강히 부인할 거라고 예상하고 있었다. 또한 마약성 진통제의 남용은 어느 정도 불가피하므로, 경영진의 의회 진술이 마약 오남용에 대한 보고를 전혀 몰랐다는 뜻은 아니며, 보고받은 내용도 그들의 용어대로 '중대하거나' '비정상적인' 수준에 도달하지는 않았다고 주장할 것으로 보았다.

하지만 검찰은 이를 반박할 증거가 충분하다고 믿었다. 2006년 9월 말 검찰은 기소 권고안이 담긴 120쪽 분량의 문건을 존 브라운리에게 보냈고, 이는 법무부 본부에 전달되어 검토와 승인을 거쳤다.

법무부의 중간급 관리들은 경영진을 기소하려는 움직임을 지지했다. 그러나 퍼듀 측은 법무부 고위 관리 중에서 자신들에게 우호적인 입장을 보이는 사람들을 찾아냈다. 그중에는 부시 행정부의 정무직 인사도 포함되어 있었다. 곧 법무부 형사국장 앨리스 피셔의 보좌관과 변호인단 사이에 여러 차례 논의가 진행되었다. 당시 유력한 공화당 대선 후보로 거론되던 루돌프 줄리아니도 회담에 참여했지만, 존 브라운리를 비롯해 기소를 지지한 관리들은 참석하지 않았다.

검찰이 대배심 기소를 요청하기 2주 전인 10월 11일, 중대 회의가 소집되었다. 그 자리에서 몇몇 법무부 고위 관리는 퍼듀 경영진에 대한 중범죄 기소가 정당하지 않다고 생각한다는 점을 분명히 했다.

형량 협상이 시작되었다. 퍼듀는 '허위 브랜딩'으로 알려진 중범죄 혐의에 대해 회사 차원에서 책임을 인정하고, 옥시콘틴이 기존 진통제보다 남용과 중독 가능성이 적다고 기만적으로 홍보한 사실도 인정하기로 합의했다. 세 명의 경영진은 각각 '허위 브랜딩'에 대한 단일 경범죄 혐의에 대해 책임을 인정했다. 이례적인 일이었다. 이는 법무부가 부하 직원이 저지른 범죄에 대해 회사의 고위 임원에게 책임을 물을 수 있도록 허용한다는 의미였기 때문이다. 이에 따라 검찰에서는 이들이 범죄에 가담했거나 이를 알았다는 사실을 입증할 필요 없이 유죄를 주장했다. 그러나 자신들은 잘못이 없다고 주장한 세 사람은 감옥에 가는 대신 사회봉사를 선고받기로 합의했다.

2006년 10월 말, 형량 협상은 체결을 불과 몇 시간 앞두고 하마터면 결렬될 뻔했다. 늦은 밤, 법무부 차관보 폴 맥널티의 수석 보좌관이 존 브라운리에게 전화를 걸었다. 하워드 우델의 변호사가 논의할 시간이 더 필요하다며 브라운리에게 양형 합의 체결을 미뤄달라고 했다는 내용이었다. 브라운리는 "적절한 전화가 아닌 것 같군요"라고 말했다고 증언했다.

"그에게 전화를 끊으라고 얘기했습니다." 브라운리가 말했다.

몇 달이 지났다. 2007년 5월의 어느 화창한 아침, 프리드먼, 우델, 골든하임은 마사 워싱턴 인에서 애빙던의 연방 법원까지 걸어갔다. 그들은 각각 '허위 브랜딩'이라는 단일 혐의에 대해 유죄를 인정했고, 건물 지하로 호송되어 사진 촬영과 지문 채취 후 풀려났다. 코네티컷으로 돌아간 브라운리는 기자회견을 열었다. 그는 퍼듀가 회사 차원에서 6

억 달러의 벌금과 과징금을 내고 혐의를 청산하기로 했고, 임원들 역시 유죄를 인정하고 3450만 달러의 벌금을 지불하기로 합의했다고 발표 했다. 이는 세 사람이 이제 범죄 전력을 가진다는 뜻이었고, 연방 정부 와 거래하는 제약 회사에서 수년간 임원직을 맡을 수 없음을 의미했다. 그러나 브라운리의 발표가 있은 지 몇 분 만에 변호인단은 임원들은 잘 못한 것이 없고, 정부가 유죄 혐의에 대해 증거를 제시하지 않았다고 주장하며 공세에 나섰다.

검찰은 새클러 가문의 위법 행위에 대해서는 아무런 혐의도 제기하 지 않았지만, 수사가 진행되는 동안 '새클러'들은 일선 업무에서 물러 났다. 2003년 리처드 새클러는 사장직을 사임하고 회사 이사회의 공동 의장이 되었다. 2007년 5월에는 케이트 새클러와 조나단 새클러가 수 석 부사장직을, 모티머 새클러가 부사장직을 사임했다. 이들은 모두 회 사 이사로 남았다.

2007년 7월, 애빙던 연방 법원은 옥시콘틴 과다 복용으로 자녀를 잃은 부모들로 가득 찼다. 옥시콘틴 사태의 책임자 처벌에 관한 탄원서 를 제출한 사람들이었다. 이들은 탄원서가 받아들여지기를 기대하며 플로리다와 캘리포니아와 같이 먼 곳에서도 찾아왔지만, 재판 결과는 이미 정해진 것이었다. 재판장인 제임스 존스 판사는 새로운 정보가 없 는 한 결과를 뒤집을 수 없었다.

판사가 자신들의 이야기를 듣고 세 사람을 감옥에 보내기를 바랐던 부모들은, 자식이 옥시콘틴 과다 복용으로 사망했다는 사실을 알게 된 후 겪은 상상조차 할 수 없는 비통함을 전하고자 연이어 증언대에 올랐 다. 일부는 경영진을 향해 발언했다.

어떤 부모는 "당신들이 이 유행병에 대한 책임이 있습니다. 매일 우리 아이들을 죽이고 있어요"라고 말했고, "당신들은 불법 마약상과 다를 바 없어요"라고 말한 부모도 있었다. "기업형 마약 카르텔과 다른 게 뭐죠? 당신들은 이 약물을 만들고, 홍보하고, 판매하고, 거짓말을 하고, 심지어 전 뉴욕 시장까지 동원해 약물을 옹호하게 했어요. 당신들은 우리의 미래를 죽였고 지금도 계속해서 죽이고 있습니다. 당신들은 내 아들과 다른 많은 아이들을 죽였어요. 제가 지금 말하는 동안에도 계속 죽이고 있다고요."

그때 한 여성이 일어나더니 작은 병 하나를 들어 올렸다. 화장한 아들의 유골이 담긴 병이라고 했다. "제발 형량 합의를 거부해 주세요." 그 여성은 존스 판사에게 간청했다. "돈은 그들에게 아무 의미가 없습니다. 범죄에 상응하는 형벌을 내려주세요."

랜디 램지어는 존스 판사를 향해, 이 사건이 마무리되는 방식이 제약 업계 전반에 경영진에게도 책임을 물을 수 있다는 메시지를 전달할 수 있기 때문에 최대한 공정해야 한다고 주장했다. "제가 알기로는, 이제까지 제약 회사 임원이 이런 유형의 행위에 대해 형사 책임을 진 적이 없습니다." 램지어가 말했다. "이건 전례가 없는 일입니다. 이번 판결은 제약 업계 임원들에게 그들의 제품이 공공 안전을 위협할 수도 있기 때문에 더 높은 기준을 적용해야 한다는 사실을 다시 한번 상기할 겁니다."

그러나 경영진을 기소하는 데 실패하자, 분노한 램지어는 이들을 향해 일침을 가했다.

"회사 변호사가 연단에 나와 퍼듀가 저지른 범죄에 대해 유감이라고 말하면 얼마나 좋을까요? 퍼듀 임원의 개인 변호사들이, 그들의 의뢰인이 한 행동이 공공 안전을 도모하기 위해 위임받은 높은 기준에 어긋났다는 사실에 유감이라고 말하면 얼마나 좋을까요? 여기 있는 모든 사람은 그런 일이 일어나지 않을 것이라는 점을 잘 알고 있습니다. 제 말이 끝나면 퍼듀의 약물 홍보 캠페인이 재개될 겁니다. 그들은 유죄를 인정한 범죄를 최소화하려고 노력할 거고, 자신들이 선행을 했다고 주장할 겁니다. 자기들만 통증 치료에 관심이 있다고 말하겠죠. 그들은 '오남용을 막기 위한 퍼듀의 특별한 노력'에 대해서도 이야기할 겁니다. 하지만 이 모든 것은 이번 사건과 관련되기 때문이 아니라 홍보를 위해서 그러는 겁니다."

램지어는 자리에 앉았다. 변호인단은 회사의 범죄를 회사 내 몇몇 타락한 영업 사원의 소행으로 규정하고 프리드먼, 우델, 골든하임을 무고한 피해자로 묘사했다. 우델의 변호인인 메리 조 화이트는 "위법 행위를 저지르거나 이를 묵인하고, 다른 사람에게 해를 입히거나 그러한 행위를 방치하는 것은 우델 씨가 추구해 온 삶의 가치에 반하는 일입니다"라고 말했다. "그는 투철한 윤리 의식을 지닌 사람으로, 자신에게 가장 엄격한 행동 기준을 적용합니다." 2004년에 퍼듀를 떠난 폴 골든하임의 변호사도 비슷한 말을 했다. "닥터 골든하임은 현재 엄청난 정신적 고통을 겪고 있습니다. 그는 자신이 저지른 일로 인해 다른 사람이 피해를 입는 것을 용납할 사람이 아니기 때문에 이 사건이 시작된 이래로 줄곧 괴로워하고 있습니다."

긴 재판이 끝나갈 무렵 존스 판사가 발언했다. 그는 경영진을 감옥에 보낼 수 없다는 사실에 마음이 무겁지만, 형량 협상 조건 때문에 어쩔 수 없다고 덧붙였다. 판사는 세 임원에게 3년의 집행유예를 선고했고, 약물 남용 또는 약물 치료 프로그램에서 400시간의 봉사 활동을 하도록 명령했다.

재판이 끝나고 사람들이 법원에서 나왔다. 해는 여전히 빛나고 있었다. 몇몇은 희생된 아이들의 사진이 담긴 포스터를 들고 즉석에서 집회를 열었다. 아트 밴지는 진료 때문에 오지 못했지만, 베스 데이비스 수녀는 페닝턴 갭에서 120킬로미터나 되는 먼 길을 달려왔다. 법정 밖에 서 있던 수녀는 만족감과 아쉬움이 교차했다.

"우리가 원하던 걸 얻지는 못했군요." 베스 수녀가 말했다. "하지만 그들도 원하는 걸 다 가지진 못했어요."

몇 주 후, 워싱턴 D.C.의 한 의회 위원회에 출석한 존 브라운리에게 펜실베이니아주의 베테랑 상원의원 알렌 스펙터가 다가왔다. 그는 퍼듀 합의에 대해 질문했다. 필라델피아 지방 검사 출신인 스펙터 의원은 이 사건의 모순된 혐의에 대해 당혹감을 감추지 못했다. 퍼듀가 회사 차원에서 중범죄를 저질렀는데 왜 경영진은 감옥에 가지 않는단 말인가?

"기업은 스스로 행동하지 않습니다. 기업은 무생물이에요. 사람을 통해 행동하죠." 스펙터가 브라운리에게 말했다. "기업이 어떤 사람을 통해 행동했는지 확인할 수 없었다는 말인가요?"

브라운리는 "회사 전체에 대한 증거와 특정 개인에 대한 증거를 조사해 보면 그 결과가 다르게 나올 수 있다고 말하는 것이 타당할 겁니다"라고 대답했다. "아시다시피 기업은 직원의 행동에 대해 형사 책임을 질 수 있어요."

하지만 합의에 비판적이었던 스펙터는 계속해서 그를 압박했다. "말도 안 됩니다. 기만하려는 의도가 있었다고 말할 근거가 있거나 없거나, 둘 중 하나 아닌가요? 그런 의도가 있었다고 말할 수 있다면, 그건 개인이 그렇게 행동했기 때문입니다. 따라서 어떻게 개인이 감옥에 갈 만한 잘못을 저지르지 않았다는 결론을 내릴 수 있는지 저는 도저히 이해할 수 없네요."

"이 사건은 베테랑 검사와 수사관들이 검토했습니다. 그들은 회사에 대한 중범죄와 경영진에 대한 경범죄 기소가 적절한 결정이라고 판단했고, 저도 여기에 동의합니다." 브라운리가 말했다.

스펙터는 조사 과정에서 수집한 정보가 회사 관계자가 저지른 더 심각한 혐의를 뒷받침할 수는 없었는지에 대해서도 물었다. 이에 대해 브라운리는, 연방법에 따라 조사 과정에서 수집한 증거를 공개할 수 없기 때문에 사건 종결의 결과로 공개된 정보에 대해서만 말할 수 있다고 답했다.

증거의 대부분은 2006년 9월에 검찰이 브라운리에게 보낸 120페이지 분량의 요약서에 담겨 있었다. 여기에는 4년 동안 퍼듀를 조사하면서 알게 된 내부 자료를 포함해 사실에 대한 상세한 로드맵도 있었지만, 사건이 종결된 후 그 안에 담긴 증거는 요약서와 함께 봉인되어 잊혔다.

몇 년 후 옥시콘틴 사태가 본격적으로 전개되면서, 회사 임원들이 새클러 가문에 보낸 이메일을 포함해 수십 개의 내부 이메일이 마침내 세상에 공개되었다.

법무부가 퍼듀와 그 경영진을 재판에 회부했다면 어떤 일이 벌어졌을지 정확히 알 수는 없다. 하지만 한 가지 분명한 것은 어느 쪽이 승소했든 달라진 건 없었으리라는 점이다.

검찰이 공들여 수집한 증거가 세상에 공개되는 것이 가장 관건이었다. 만약 그랬더라면, 애빙던 법정에서 사건이 진행되면서 증인들이 법정에서 진술하고 퍼듀 내부 문서가 증거로 제출되었을 것이다. 변호인단이 어떤 반박을 내놓았든, 퍼듀가 그동안 저지른 일에 대해 충격적이면서도 명료한 빛이 비쳤을 것이다. 그리고 그 빛은 오피오이드 유행의 기원을 밝히고, 그 경로를 바꾸어 곧 희생될 수십만 명의 생명을 구했을 것이다.

11장

기만의 제국

2018년이 시작되었다.

20년 전 옥시콘틴으로 시작된 오피오이드 대유행이 마침내 미국 전역의 이목을 집중시켰다. 처방 진통제 과다 복용으로 사망한 미국인은 25만 명이 넘었고, 전국의 병원 응급실에는 약물을 오남용한 사람들이 매일 1000여 명씩 실려 왔다. 마약성 진통제 처방 및 관련 약물 과다 복용은 서서히 감소하기 시작했지만, 불법 위조 펜타닐로 인한 사망자 수는 빠르게 증가하고 있었다.

도널드 트럼프 대통령은 오피오이드 위기를 국가 비상사태로 공식 선언했다. 2018년 초에는 중독 치료를 확대하고 오피오이드의 의료적 사용을 축소하겠다는 계획을 발표했다. 또한 사형 구형을 비롯해 마약상들에 대한 더욱 강력한 대응을 촉구했다. 트럼프 행정부가 어떻게 자금을 조달해 이 위기에 대처할 것인지는 분명하지 않았지만, 전문가들은 기회가 있었을 때 정부 차원에서 유행 확산을 막지 못했나는 사실을 인정했다. 트럼프 대통링이 FDA 수장으로 임명한 닥터 스콧 고틀립은 이렇게 말했다. "우리를 포함해 어느 누구도 선제 조치를 취하지 않았습니다."

언론에서는 오피오이드 위기에 대한 책임을 새클러 가문에 덧씌우

려 했다. 2017년 〈에스콰이어*Esquire*〉와 〈뉴요커*The New Yorker*〉 매거진에서
는 레이먼드 새클러와 모티머 새클러를 옥시콘틴 마케팅으로 수십억
달러를 벌어들이고 공중 보건 대참사의 서막을 연 거물급 기업인으로
묘사한 기사를 실었다. 이 기사가 보도된 시점에 〈뉴욕 타임스〉는 새클
러 가문 또는 이들이 운영하는 재단으로부터 자금을 지원받은 전 세계
21곳의 박물관과 기관을 대상으로, 악명 높은 진통제와의 연관성을 고
려해 자금을 반환할 의사가 있는지 확인하는 설문조사를 실시했다. 하
지만 어느 곳도 반환할 계획이 없었다.

2017년, 새클러 형제 중 막내인 레이먼드 새클러가 아흔일곱 살의
나이로 사망했다. 레이먼드와 모티머의 장성한 자녀들(한때 퍼듀에서 근
무한 적이 있었다)은 가문의 관습대로 침묵을 지켰다. 그러나 미술사학자
이자 뉴욕 브루클린 박물관의 이사인 아서 새클러의 딸 엘리자베스는
아버지가 물려준 유산과 삼촌과 그 가족들이 옥시콘틴으로 벌어들인
재산이 동일한 취급을 받는 걸 원치 않았다. 그녀는 기자와 접촉해 옥
시콘틴이 출시되기 10년 전인 1987년 아버지가 사망한 후 삼촌들이 아
버지의 퍼듀 프레데릭 지분을 매입했다고 말했다. 2017년까지 옥시콘
틴의 매출액은 310억 달러를 넘어섰지만, 엘리자베스의 직계 가족에게
돌아간 몫은 하나도 없었다. "오피오이드 유행은 국가적 위기이며 이를
초래한 퍼듀 파마는 윤리적으로 지탄받아 마땅합니다." 그녀는 이렇게
말했다.

연방 검사 랜디 램지어는 퍼듀 경영진에 대한 유죄 판결이 다른 기
업의 행동에도 영향을 미칠 것이라고 생각했지만, 그런 일은 일어나지
않았다. 한 지역 신문에서는 2007년부터 2012년까지 미국 3대 처방약

도매업체인 맥케슨, 카디널, 아메리소스버겐이 옥시코돈 또는 하이드로코돈이 함유된 진통제 7억 8000만 개를 오피오이드 중독이 만연한 웨스트버지니아주에 배송했다고 보도했다. 이는 웨스트버지니아주의 모든 사람(남성과 여성, 그리고 어린이까지)에게 각각 433개씩 공급할 수 있을 만큼 엄청난 양이다. 같은 기간 웨스트버지니아주에서는 1700명 이상이 처방 오피오이드 과다 복용으로 사망했다. 한편 〈워싱턴 포스트 The Washington Post〉 보도에 따르면, 2016년 오피오이드 유행이 심화되는 가운데 제약 업계 로비스트들은 DEA가 오피오이드 유통 창구로 의심되는 의사나 약국으로 향하는 진통제 배송을 차단하는 권한을 무력화하는 법안을 통과시키는 데 성공했다.

검사는 자신이 맡은 사건과 사랑에 빠진다는 말이 있고, 법무장관이 검사의 권고를 수정하거나 거부하는 것 역시 드문 일이 아니다. 그러나 법무부는 퍼듀 경영진을 중범죄로 기소하지 않기로 결정하면서, '퍼듀는 언제 옥시콘틴 남용을 처음 알게 되었으며, 회사 관계자들은 이에 대해 어떤 조치를 취했나?'라는 가장 중요한 의문을 해소하지 않은 채 사건을 마무리했다.

마이클 프리드먼, 하워드 우델, 폴 골든하임은 유죄 판결 전이나 후나 한결같이 2000년 초에 이 문제를 알게 되었다고 주장했다. 그리고 몇 년 후, 검찰의 기소 권고에 대한 질문을 받은 퍼듀 대변인은 존 브라운리의 2007년 상원 증언을 인용했다. 브라운리는 그 증언에서 이들에 대해 '엄격 책임 혐의strict liability charge(이는 피고의 의도나 정신 상태와 무관하게 범죄 혐의에만 초점을 맞추는 것으로, 고의성 여부를 고려하지 않기 때문에 퍼듀에게는 비교적 가벼운 형벌이다 – 옮긴이)를 적용하는 것이 '적절하다'

고 했었다.

　그러나 퍼듀 수사에 관여한 검사와 수사관들의 생각은 달랐다. 그들은 퍼듀의 원죄를 밝혀냈다고 믿었고, 그 원죄는 회사가 인정한 모든 거짓말을 압도할 만큼 충격적이고 가슴 아픈 일이라 생각했다. 검찰은 옥시콘틴 참사는 피할 수 있는 일이었다고 믿었다. 퍼듀는 메인주의 경고가 있기 3년 전에 이미 이 '경이로운' 약물이 남용되고 있다는 사실을 알았지만, 의사와 환자, 그리고 대중에게 아무런 경고도 하지 않았기 때문이다. "이들은 옥시콘틴이 다른 오피오이드보다 중독성이 적고 오남용이 덜하다고 지속적으로 마케팅했지만, 1997년부터 옥시콘틴 오남용에 대한 보고를 받고 있었다." 2006년 검찰 기록에 적힌 내용이다.

　검찰의 말이 옳다면, 퍼듀가 조기에 경보를 울리는 데에는 긴 시간이 걸리지 않았을 것이다. 퍼듀는 규제 당국과 내용을 공유하고 필요한 조치를 함께 결정했을 거고, 재앙을 일으켰다는 비난을 받는 대신 재앙을 막았다는 박수를 받았을 것이다. 또한 아무도 새클러 가문의 재산 출처나 유명 박물관이 이들의 돈을 받아도 되는지 의문을 제기하지 않았을 것이다.

　하지만 퍼듀가 솔직한 태도를 보였더라면 그 대가 역시 감수해야 했을 터였다. 퍼듀는 회사 관계자들이 '주요 홍보 수단'이라고 칭송한 라벨 문구를 사용하지 못했을 것이고, 의사들은 옥시콘틴을 다른 마약성 진통제와 마찬가지로 신중하게 취급했을 것이다. 옥시콘틴은 당연히 수십억 달러의 수익을 창출하지도 못했을 것이며, 레이먼드 새클러가 말한 '달로 가는 티켓'이 될 수 없었을 것이다.

　검찰이 캐낸 모든 증거는 2006년 존 브라운리에게 보낸 보고서에 담겨 있었다. 안타깝게도 그 증거는 법무부 고위 관리들이 기소 권고를 거부하면서 묻히고 말았지만, 그 안에는 퍼듀 관계자들이 옥시콘틴과 그 전신인 MS 콘틴의 초기 남용에 대해 알고 있던 모든 것과, 의회 진술 당시 회사 관계자들이 어떤 식으로 왜곡된 내용을 주장했는지에 대해 자세히 설명되어 있다. 보고서에는 다음과 같이 적혀 있었다.

> 만약 퍼듀의 주요 경영진이 의회와 영업 사원들에게 '진실'을 알렸다면, 의료진은 영업 사원의 말을 신뢰하지 않았을 것이고, 퍼듀의 행위 역시 규제 기관 및 의회로부터 훨씬 더 엄격한 조사를 받았을 것이다. 여기서 진실이란, 이들이 적어도 1997~1998년 초에 MS 콘틴과 옥시콘틴이 광범위하게 오남용될 수 있다는 점을 알고 있었음에도 불구하고 옥시콘틴이 중독 및 남용 가능성이 적다고 마케팅한 사실을 말한다.

여기에는 퍼듀가 MS 콘틴 오용에 관해 가지고 있던 정보부터 시작해, 이러한 주장을 뒷받침하는 수십 개의 이메일, 기록 및 기타 문서가 인용되어 있다. 검찰은 퍼듀 관계자들이 주장한 몇 건의 '개별' 사건보다 훨씬 더 많은 사례가 있었다고 믿었다.

퍼듀는 중독자들이 MS 콘틴 서방형 제형을 무력화해 정제에서 모르핀을 추출하고 이를 투약하는 방법을 알아냈다는 사실을 1996년 무렵에 이미 인지하고 있었다. 예를 들어 1996년 5월, 리처드 새클러와 하워드 우델은 '서방형 제제에서 모르핀의 추출'이라는 MS 콘틴 남용에 관한 의학 논문을 입수했다. 그리고 그해 8월, 퍼듀 소속 연구원은 이에 대한 자신의 분석 결과를 리처드 새클러, 우델, 마이클 프리드먼, 폴 골든하임, 그리고 레이먼드와 모티머를 포함한 새클러 가문 구성원들에게 이메일로 보냈다.

연구원은 이메일에서 "인터넷 언더그라운드 마약 사이트에서 MS 콘틴은 모르핀 공급원으로 알려져 있습니다"라고 쓰면서, "호주에서는 MS 콘틴이 모르핀 남용의 원천이다"라고 기술한 학술지도 발견했다고 덧붙였다.

이듬해 폴 골든하임은 "MS 콘틴에서 모르핀을 쉽게 추출해 길거리에서 남용한다"는 내용이 담긴 논문을 입수했다. 의학 학술지에 실린 논문이었다. 퍼듀의 최고 의료 책임자인 로버트 카이코는 회사 임원들에게 MS 콘틴이 뉴질랜드의 마약 중독자가 '가장 흔히 구할 수 있는' 모르핀 공급원이라고 언급한 이메일을 발송했다. 그 무렵 퍼듀 경영진은 독일 의약품 규제 당국에 옥시콘틴 판매 규제를 완화해 달라고 요청할지 여부를 검토하고 있었다. 카이코는 이메일에서 제품 남용에 대한 데이터가 없기 때문에 그러한 주장을 펼치기 어려울 것이라고 했다. "우리는 시판 후 오남용 모니터링 시스템과 데이터베이스를 보유하고 있지 않기 때문에 오남용이 일어나지 않는다고 결론 내릴 수 없습니다."

1998년에는 〈캐나다의사협회지〉에서 약물 남용자들이 퍼듀의 최신 서방형 약물인 옥시콘틴을 찾을 것이라는 경고를 담은 사설을 게재했다. 같은 해 3월, 하워드 우델은 회사 운영에 관여하는 새클러 가문 구성원에게 'MS 콘틴 남용'이라는 제목의 법률 메모를 발송했다. 그는 캐나다 신문에 실린 여러 기사를 언급하며, 그중 하나인 〈오타와 시티즌

Ottawa Citizen〉의 글 일부를 인용해 "60밀리그램('퍼플 필러'로 불린다)짜리 MS 콘틴의 경우, 약국에서는 30정짜리 패키지가 58달러이지만 암시장에서는 1정당 35달러, 총 1050달러에 거래된다"라고 썼다. 또 다른 캐나다 신문인 〈밴쿠버 선*Vancouver Sun*〉 1면에도 거의 같은 내용의 기사가 실렸다고 언급했다.

연방 수사관들이 찾아낸 이메일에 의하면, 당시 퍼듀 관계자들도 옥시콘틴이 남용되고 있다는 사실을 알고 있었다. 이 메일은 1997년 가을에 퍼듀의 마케팅 담당 임원인 마크 알폰소가 프리드먼을 비롯한 다른 임원들에게 보낸 것이었는데, 알폰소는 약물 남용자들이 자주 이용하는 웹사이트와 채팅방에서 옥시콘틴에 관한 이야기가 돈다고 했다. 그는 "채팅방을 모니터링하려면 직원 한 사람이 하루 종일 매달려야 할 정도입니다. 담당자는 세 명, 모니터링 주기는 최소 한 달에 한 번 이상이었습니다"라고 했다.

검찰은 퍼듀가 옥시콘틴과 MS 콘틴 남용에 대해 알았다면 마케팅을 일시적으로 중단했어야 한다고 생각했다. 그러나 퍼듀는 서방형 약물의 취약성에 관해 파악한 내용을 의사나 영업 사원에게 알리지 않았고, 〈캐나다의사협회지〉의 연구와 그 의미에 대해서도 FDA에 보고하지 않았다. 영업 사원들은 1993년 닥터 다니엘 브루코프의 논문(약물 남용자들이 옥시콘틴과 같은 서방형 약물에는 거의 관심이 없다고 주장했다)을 여전히 인용했다.

검찰에 따르면, 퍼듀는 메인주의 경고가 있기 전 해인 1999년에 옥시콘틴 남용에 대한 정보를 무더기로 입수했다. 그해 1월, 하워드 우델은 동료 임원에게 보낸 이메일에서 "실제로 인터넷에 옥시콘틴 남용에 대한 이야기가 있습니다"라고 말했고, 오하이오주의 영업 사원은 지역 의사 한 명이 '옥시콘틴의 길거리 거래 가격'에 대해 이야기하고 싶어 한다고 방문 보고서에 기록했다.

1999년 중반이 되자, 퍼듀 본사로 접수되는 제보 내용은 더욱 심각 해졌다. 예를 들어 1999년 8월, 환자들이 처방전을 변조한다는 것을 알 게 된 펜실베이니아의 한 의사는 2주 동안 옥시콘틴 처방을 중단했다. 코네티컷주에서는 옥시콘틴을 불법으로 구매하려다 체포된 사람이 있 었고, 매사추세츠주의 한 남성은 경찰에게 "옥시콘틴을 으깨서 코로 흡 입하는 게 훨씬 효과가 좋다"고 말했다. 메릴랜드에서는 무장 강도가 약국에 침입해 옥시콘틴을 훔쳐 갔다. 연방 수사관이 인용한 이메일에 따르면, 플로리다의 한 간호사가 옥시콘틴을 '남용 약물'로 지목하는 글 을 써 발표할 계획이었는데, 퍼듀에서도 이 정보를 입수했다.

같은 달, 플로리다주 법무장관 밥 버터워스의 약식 조사에서 인터 뷰한 유일한 퍼듀 내부자 윌리엄 거글리 역시, '옥시콘틴을 엄청나게 처방하던' 의사가 자신의 환자가 옥시콘틴 처방전을 변조한 혐의로 체 포되었다는 사실을 알게 된 후 모든 오피오이드 처방을 중단했다는 내 용을 상사에게 보고했다. 버지니아주 리 카운티의 영업 사원 킴벌리 키 스가 옥시콘틴 남용에 관한 방문 보고서를 제출하고, 회사 관계자들이 펜실베이니아주 서부 캠브리아 카운티에서 옥시콘틴 경보를 발령했다 는 사실을 알게 된 것도 이 시기였다.

9월에는 모린 사라가 하워드 우델에게 옥시콘틴 남용에 관한 채팅 방 모니터링 결과를 정리한 이메일을 보냈고, 그 직후 또 다른 퍼듀 직 원 두 명도 최고 경영진 3인방(프리드먼, 우델, 골든하임)에게 유사한 내용을 보고하는 이메일을 보냈다.

그럼에도 불구하고 퍼듀는 아무런 조치를 취하지 않았고, 많은 영업 사원이 이 약물의 남용 정도에 대해 전혀 알지 못한 것으로 보인다. 검찰이 입수한 자료에는 1999년 11월 퍼듀의 지역 관리자가 옥시콘틴 남용이 폭발적으로 증가하고 있는 버지니아 남서부와 웨스트버지니아의 영업 사원들에게 보낸 문건이 있는데, 여기에는 의사가 우려를 제기할 경우 취해야 할 대응 요령이 적혀 있었다.

2만 명 이상의 환자를 대상으로 오피오이드로 통증 경감 치료를 했을 때 의인성 중독률이 1% 미만이라는 연구를 참조할 것. 의사가 "환자가 마약을 으깨서 주사로 투여하고 있다"고 이야기하면, "팔에 주사 자국이 있는 환자가 몇 명이나 되나요?"라고 질문하고, 없다고 대답하면 문제 될 게 없음. 만약 있다고 하는 경우에는 중독 전문의에게 의뢰하라고 할 것. 경찰이 옥시콘틴을 흡입하는 사람을 체포했다고 말하면, "좋아요! 경찰이 제 할 일을 하고 있네요. 환자가 진료실 밖으로 나간 후 약물을 변조하는 경우에는 선생님 책임이 아닙니다"라고 대답.

이 자료가 나갈 무렵, 또 다른 신문인 〈플로리다 타임즈 유니언*The Florida Times-Union*〉은 플로리다 잭슨빌에서 옥시콘틴과 기타 약물을 대규모로 판매한 혐의로 한 의사가 체포되었다는 기사를 내보냈다. 기사에 의하면, 지역 법 집행관은 이 의사가 "크랙 코카인 딜러가 길거리에서 사람들에게 크랙을 파는 것처럼 사람들에게 처방약을 판매했다"라고 말했다.

잭슨빌 지역 담당 영업 사원은 이 내용을 상부에 신속하게 보고했다. 그는 "저희는 남용 가능성이 적은 서방형 오피오이드를 판매해 왔지만, 현재 상황으로 인해 난처하게 되었습니다. 우리 제품에 대한 신뢰에 문제가 생긴 것 같습니다"라고 했다.

몇 달 전 퍼듀에 입사한 데이비드 해독스도 잭슨빌 기사를 접했다. 그는 우려를 표명하고 회사 관계자에게 위기 대응 계획을 실행할 것을 제안하는 이메일을 보냈다.

하지만 마이클 프리드먼은 그럴 필요가 없다고 했다. 그는 "특정 사례에 과도하게 반응하는 것은 좋지 않습니다"라며, "이러한 약물이 등장한 이래 의사들은 수시로 고발당하고 체포되어 왔어요. 이것은 새로운 일이 아닙니다. 잘못된 사례는 시간이 지나면 잊히죠. 저는 부정직한 의사 한 명이 아니라, 이러한 약물 사용에 영향을 미치는 장기적인 문제를 우려하고 있습니다"라고 답했다.

그러나 '잘못된 사례'는 한두 건이 아니었다. 1999년 한 해 동안 플로리다주 페이스의 의사 제임스 그레이브스를 비롯한 여러 의사가 옥시콘틴을 불법 유포한 혐의로 체포되었다. 연방 수사관들은 1997년부터 1999년까지 27개 주의 퍼듀 영업 사원이 작성한 방문 보고서를 분석한 결과, '길거리 거래 가격', '으깨다', '코로 흡입하다'라는 문구가 한 번 이상 등장한 보고서가 117건에 달했다고 했다.

한편, 검찰은 당시 퍼듀 경영진이 자사 진통제의 광범위한 남용 실태에 대한 자체 자료가 외부로 유출될 것을 우려하고 있었다고 판단했다. 메인주의 경고가 있은 지 몇 달 후인 2000년 6월, 마크 알폰소는 마이클 프리드먼에게 현재의 옥시콘틴 사태가 과거 MS 콘틴 때와 유사하다는 내용의 이메일을 보냈다.

알폰소는 "당시에도 MS 콘틴에 대한 이런 종류의 뉴스가 언론을 도배했습니다"라며, "일부 약국에서는 도난을 우려해 MS 콘틴을 갖다 놓지 않았고, 위스콘신, 미네소타, 오클라호마에서는 MS 콘틴을 과도하게 처방한 혐의로 기소된 의사도 있었습니다." 검찰에 따르면 프리드먼은 알폰소의 이메일을 하워드 우델에게 전달하면서 "모든 대화를 이메일로 해도 문제가 없겠냐"고 물었다. 1년 후, 프리드먼, 우델, 골든하임은 자신들이 알고 있는 MS 콘틴 남용 사례는 회사가 이 약을 시판한 17년 동안 몇 건에 불과하다고 증언했다.

퍼듀는 영업 사원이 작성한 방문 보고서가 가져올 잠재적 피해도 우려했다. 2001년, 사내 변호사는 영업 사원이 보고서에 '중독', '남용' 등의 단어를 사용하지 않도록 교육하기 시작했다.

검찰은 퍼듀 경영진과 새클러 가문이 옥시콘틴을 통해 벌어들인 엄청난 규모의 이익도 공개했다. 옥시콘틴이 출시된 지 6년 만인 2002년 옥시콘틴의 연간 매출은 15억 달러에 달했는데, 이는 10년 동안 MS 콘틴 판매로 벌어들인 수익의 3배에 해당하는 액수였다. 검찰은 퍼듀의 '급여, 보너스, 책임 수당 및 기타 보수' 지급이 옥시콘틴 판매 증가에 비례했다고 했다. 2001년에만 레이먼드 새클러와 모티머 새클러, 그리고 그 가족이 소유한 회사가 올린 수익은 10억 달러였다. 이 자금은 아서 새클러가 만든 페이퍼 컴퍼니 제국을 연상시키는 BR 홀딩스 어소시에이츠, 비콘 컴퍼니, 로즈베이 메디컬 컴퍼니와 같은 이름의 새클러 소유 사업체들로 흘러 들어갔다. 몇 년 후인 2015년, 〈포브스*Forbes*〉는 새클러 가문을 가장 부유한 미국인 명단에 새롭게 추가했는데(140억 달러로 추정), 이들은 멜론이나 록펠러와 같은 '유서 깊은 가문'을 제치고 상위 20위 이내에 진입했다.

"새클러 가문은 어떻게 미국에서 16번째로 많은 재산을 모을 수 있었을까?" 포브스의 질문이다. "간단히 답하자면, 21세기 가장 인기 있고 논란이 많은 오피오이드인 옥시콘틴을 만들었기 때문이다."

만약 법무부가 재판을 강행했다면 새클러 가문은 그와 같은 명성을 얻지 못했을지 모른다. 검찰의 증거가 공개되었다면 의사는 퍼듀와 다른 오피오이드 제조업체의 주장을 의심하고 해당 약품의 처방을 줄였을 가능성이 높다. 의원과 규제 당국도 그동안 오피오이드 사용에 대한 합리적 규제를 막고 있던 제약 업계 로비스트와 의료계 협력자의 주장에 더 이상 귀를 기울이지 않았을 수 있다. 전문 의료 기관과 법 집행 기관, 그리고 통증 환자를 대변하는 단체는 퍼듀와 같은 제약 회사가 아무런 대가 없이 돈을 기부하지 않는다는 사실을 알게 되었을 것이고, 업계 자금에 대한 의존도를 낮췄을 수도 있다.

이러한 예상에 대한 근거가 필요하다면, 2001년 3월 전화 자동 응답기에 녹음된 메시지가 도움이 될 것이다. 당시 한 신문에서 메디케이드 관련 기사를 게재했는데, 기사에는 코네티컷주 법무장관 리처드 블루멘탈이 '의사를 대상으로 한 퍼듀의 지나치게 공격적인 마케팅'에 대해 우려를 표명하는 내용이 담겨 있었다. 다음 날 아침, 퍼듀의 수석 대변인인 로빈 호겐은 블루멘탈의 비서에게 전화를 걸어, 퍼듀가 우호적인 사람들에게는 보은을 위해 자금을 사용하지만, 부정적인 사람들에게는 그들을 응징하기 위해 자금을 쓰지 않는다는 메시지를 남겼다.

호겐은 "메디케이드 사기에 관한 검찰총장의 발언을 보도한 언론의 태도에 매우 실망했습니다"라고 말했다. "우리는 지난밤, 그가 자신의 발언에 대해 해명하고 이를 철회할 것으로 기대했습니다. 기회는 충분했지만 그는 그렇게 하지 않았습니다. 퍼듀 파마는 민주당의 열렬한 지지 세력으로서, 이런 일이 발생해 유감스럽게 생각합니다. 선거가 다가오는데 이번 일은 분명 그의 캠프에 도움이 되지 않을 겁니다."

며칠 후, 레이먼드 새클러, 하워드 우델, 마이클 프리드먼, 그리고 로빈 호겐 앞으로 소포가 도착했다. 법무장관실에서 보낸 자동 응답기 녹음테이프 사본이었다. 우델과 호겐은 사과 편지를 보냈다.

오피오이드 유행이 확산하는 가운데 절실히 필요한 조치를 취하지 못한 건 법무부만이 아니었다. 마약 규제 당국, 국회의원, 의료 협회, 심지어 공중 보건 당국도 무엇을 해야 할지, 어떻게 대응해야 할지 갈피를 잡지 못한 채 손을 놓고 있는 것처럼 보였다. 환자에게 도움이 되는 경우에도 제약 업계에 맞설 능력이나 의지가 없는 것 같았다. 예를 들어, 오바마 행정부 시절 백악관 관리들은 10년 전 나다니엘 폴 카츠가 제안했던 방안, 즉 옥시콘틴과 같은 강력한 오피오이드를 처방하는 의사에게 의무적으로 교육을 받도록 하는 법안을 도입하려 했다. 그러나 미국의사협회는 이러한 법안을 저지하기 위해서라면 전쟁도 불사할 것임을 분명히 밝혔고, 결국 백악관은 이 제안을 철회했다.

제약 회사들은 FDA가 강력한 오피오이드의 마케팅을 통제하기 위해 마련한 규정에 그다지 신경을 쓰지 않았다. 한 소규모 제약 회사인 인시스 테라퓨틱스Insys Therapeutics는 퍼듀의 전략을 차용해 서브시스Sub-sys라는 펜타닐 제품을 홍보했다. FDA는 이 약을 암 환자에게만 사용하도록 승인했지만, 인시스의 자체 분석에 의하면 암 환자에게 서브시스를 처방한 비율은 전체 서브시스 처방 건수의 1%에 불과한 것으로 나타났다. 암 전문의보다 일반 의사가 훨씬 더 많은 양을 처방했으며, 그 중에는 알약 공장을 운영한 혐의로 기소된 의사도 있었다. 옥시콘틴 초창기에 엄청난 양을 처방한 의사들이 그랬듯, 이 중 일부는 인시스로부터 수만 달러의 강연료를 받기도 했다. 인시스는 퍼듀의 보너스 시스템도 도입했다. 영업 사원에게 보너스를 지급할 때 의사의 처방전 발행 건수 증가분을 기준으로 하는 대신 처방전에 기재된 약물의 판매액 증가에 따라 보상을 지급하기로 한 것이다. 이를 통해 가장 고용량의 서브시스를 홍보한 영업 사원에게 가장 많은 보너스를 지급하는 시스템이 구축되었다.

2010년, 퍼듀는 오남용 우려가 더욱 적다고 주장하는 새로운 형태의 옥시콘틴을 판매하기 시작했다. 아트 밴지가 10년 전부터 회사 측에 요구한 조치였다. 퍼듀에서는 필요한 기술을 개발하는 데 시간이 걸렸다고 발표했다. 우연의 일치일 수도 있지만, 퍼듀가 이 제품을 출시한 때는 오리지널 약물의 특허가 만료되는 시점이었다. 퍼듀는 몇 가지 다른 조치도 취했는데, 이를테면 처방 모니터링 프로그램에 자금을 지원하고 약물 과다 복용 시 해독제로 쓰는 약품인 날록손 배포를 돕는 것 등이 포함된다. 2016년에는 옥시콘틴 홍보 목적으로 오랫동안 진행해 온 유급 연사 강연도 중단한다고 발표했다.

그러나 퍼듀는 옥시콘틴이 초래한 혼란에서 벗어나기가 점점 더 어려워지고 있음을 깨달았다. 2017년 미국 코네티컷주 검찰은 2016년 〈로스앤젤레스 타임스〉에 실린 기사를 계기로 이 회사에 대한 새로운 조사에 착수했다. 이 신문은 옥시콘틴의 진통 효과가 12시간 지속된다는 회사의 주장은 잘못된 것이며, 많은 환자에서 진통 효과가 더 빨리 사라졌다고 보도했다. 그렇다면 환자는 진통 효과를 얻기 위해 더 많은 옥시콘틴을 복용했을 것이고, 이로 인해 의존이나 중독 위험에 더 많이 노출될 수 있다. 이 기사에 대해 퍼듀는 옥시콘틴의 효과는 자사의 주장대로 12시간 지속된다고 반박했다.

수십 개의 주, 도시, 마을, 아메리카 원주민 부족도 퍼듀와 다른 오피오이드 제조업체를 상대로 새로운 소송을 잇달아 제기했다. 이들 제약 회사는 납세자들이 약물 남용 및 중독과 관련된 의료 비용으로 수십억 달러를 지출하게 만든, 무모하고 오해의 소지가 있는 홍보를 했다는 이유로 비난을 받았다.

2018년 초, 퍼듀는 옥시콘틴 매출이 감소하고 개발 중인 주요 신약이 없는 상황에서 대대적인 감원을 발표했다. 더 이상 의사의 진료실에 영업 사원을 보내 옥시콘틴을 홍보하지 않으며, 영업 사원 수도 옥시콘틴 출시 전과 비슷한 200명 정도로 줄이기로 했다. 해외에서는 여전히 이 약을 홍보하고 있었지만, 이러한 조치는 과거의 영광스러운 시절이 끝났음을 인정하는 것이었다.

전직 DEA 관리였던 테런스 우드워스와 같이 퍼듀와 대립각을 세웠던 사람 중 일부는 연방 정부가 퍼듀를 압박하던 10년 전에 그 순간이 왔어야 한다고 생각했다. 그러나 법무부 관리들은 기회가 주어졌을 때 주저했고 오피오이드 유행을 늦출 수 있는 마지막 절호의 기회를 놓쳤다.

통증과의 전쟁, 다시 돌아보다

2003년 이 책이 처음 출간된 이후 많은 변화가 있었다. 그러나 아마도 가장 큰 변화는 옥시콘틴과 같은 강력한 오피오이드의 이점과 위험에 대한 새로운 이해일 것이다.

1990년대와 2000년대 의사들이 가장 우려한 것은 약물 남용과 중독 위험이었다. 그러나 오피오이드를 장기간 복용할 경우, 정해진 용법대로 사용하더라도 정서적 의존, 성욕 감소, 극심한 무기력증, 노인의 낙상 증가, 통증에 대한 민감성 증가 등 다양한 위험을 초래할 수 있다는 여러 연구 결과가 지난 10년 동안 발표되었다. 최근에는 통증 환자에게 오피오이드가 아닌 다른 치료법을 제공할 경우 합병증이 적고 회복 속도가 더 빠르다는 사실도 밝혀졌다.

그 결과 통증 치료 분야는 다시 한번 커다란 변화를 겪고 있다. 응급실에서는 더 이상 오피오이드를 일상적으로 사용하지 않으며, 수술 후 회복 중인 환자에게는 강력한 마약성 진통제 대신 일반의약품 진통제를 처방한다. 의사도 편두통과 같은 특정 질환에 오피오이드 사용을 자제하고, 연방 기관은 오피오이드를 최후의 수단으로만 사용할 것을 촉구하고 있다.

221

이러한 변화는 2003년 〈뉴잉글랜드 의학 저널〉에 실린 (거의 주목받지 못한) 한 연구에서 시작되었다. 당시 미국 최고의 명문 병원 중 하나인 보스턴 매사추세츠 제너럴 병원의 통증 치료 책임자였던 닥터 제인 밸런타인은 납득하기 어려운 현상을 발견했다. 오피오이드를 복용한 만성 통증 환자들이 처음에는 상태가 호전되었지만, 통증 완화나 신체기능 개선 등의 지표로 측정한 건강 상태는 현 상태 그대로 유지되거나 심지어 퇴행하기까지 한 것이었다.

이는 밸런타인이 진정 목적으로 오피오이드를 투여한 기계식 인공호흡기 환자들에게서 보았던 모습을 떠올리게 했다. 환자는 시간이 지남에 따라 더 많은 양의 오피오이드를 요구했고, 통증에 대한 민감도는 오히려 증가했다. 일부 환자는 침대 시트에 피부가 닿기만 해도 고통에 몸부림쳤다.

밸런타인은 이러한 반응이 '내성' 때문이라고 생각했다. 이는 오피오이드에서 나타나는 자연스러운 현상으로, 우리 몸이 약물에 적응하여 통증 정도를 같은 수준으로 유지하기 위해 더 많은 용량이 있어야하는 것이다. 오피오이드 옹호자들은 의사가 필요한 만큼만 복용량을 늘릴 수 있기 때문에 내성이 만성 통증 치료에 장애가 되지 않는다고 주장했다. 그러나 밸런타인은 이 생각에 이의를 제기했다. 그녀는 오피오이드 용량을 늘리더라도 통증을 조절하기는 어려우며, 그 과정에서 환자에게 해를 끼칠 위험이 있다고 경고했다. 그녀는 "이전에는 용량을 제한 없이 늘려도 안전하다고 생각했지만, 이제 장기 고용량 오피오이드 치료는 안전하지도 효과적이지도 않을 수 있다"라고 했다.

오피오이드 지지자들은 밸런타인을 배신자로 규정했다. 그러나 후속 연구를 통해 그녀의 경고가 옳았다는 사실이 입증되었다. 다양한 치료법에 대한 환자의 반응을 자세히 기록하는 국가로 알려진 덴마크의 연구자들은 비약물 치료를 받은 통증 환자가 오피오이드를 투여받은 환자보다 회복 속도가 4배 더 빠르다는 사실을 발견했다. 미국 보훈부 소속 연구자들도 비슷한 결과를 보고했다.

무분별한 오피오이드 사용으로 인해 환자가 받은 피해는 다른 방식으로도 드러났다. 연구에 따르면, 허리 통증과 같은 일반적인 증상을 치료하기 위해 고용량 오피오이드를 투여받은 근로자는 저용량 오피오이드를 투여받은 근로자보다 3배 더 길게 결근했으며, 일부는 끝내 직장에 복귀하지 못한 것으로 나타났다. 다른 종류의 통증 치료에 대한 보험금 지급을 거부함으로써 오피오이드 붐을 일으키는 데 일조했던 보험사들도 생각을 바꾸기 시작했다. 하지만 이는 환자의 건강에 대한 걱정보다는 재정적 우려 때문일 가능성이 높다. 오피오이드 중심의 통증 치료 방식이 환자 치료와 중독 치료 측면에서 생각보다 훨씬 큰 비용을 초래하고 있다는 사실이 밝혀졌기 때문이다.

최근 몇 년 동안 고용량 오피오이드 사용을 옹호했던 통증 전문가들은 '통증과의 전쟁'이 실패한 원인을 해명하거나 그 안에서 자신의 역할을 재정립하기 위해 노력해 왔다. 그러나 오피오이드에 대한 이들의 열정적인 지지는 '오피오이드 의존을 이겨내고 다른 치료 방법을 찾는 것이 거의 불가능한 마약 중독 환자 세대'라는 끔찍한 유산을 낳았다.

"중독은 문제의 본질이 아니에요." 한때 오피오이드 옹호자였던 닥터 스콧 피시먼이 말했다. "우리가 미처 깨닫지 못한 것은, 환자들이 삶을 회피하는 수단으로 이러한 약물을 사용한다는 사실입니다."

'오피오이드 위기'는 사실 각각 다른 원인과 해결책을 가진 두 개의 개별적인 위기다. 하나는 위조 펜타닐과 같은 불법 마약성 진통제와 관련된 것으로, 이 경우 치명적인 약물에 중독된 사람을 위한 치료뿐만 아니라 법 집행 기관의 주의가 필요하다. 또 다른 위기는 오피오이드의 의료적 사용과 관련이 있는데, 그 해결책은 훨씬 간단하다. 의사들이 오피오이드 사용을 줄이고 다른 통증 치료법으로 전환해야 한다.

2021년, 연이은 소송에 직면한 퍼듀 파마는 파산 보호를 신청했다. 한편, 옥시콘틴 비극의 시작을 알리는 퍼듀의 내부 문서가 여러 건 공개되었다. 예를 들어, 1996년 옥시콘틴 출시 행사에서 퍼듀의 최고위 임원이었던 리처드 새클러는 이 약품의 출시를 거스를 수 없는 자연 현상에 비유하며 영업 사원들을 결집했다. 그는 옥시콘틴이 출시되면 "눈보라처럼 처방전이 쏟아져 나와 경쟁사를 묻어버릴 것"이라고 선언했다.

5년 후인 2001년, 옥시콘틴의 오남용이 통제 불능 상태가 된 후에도 당시 회사의 최고 경영자였던 새클러는 마케팅 전략이 위기를 초래했다고 말하지 않았다. 대신 그는 2001년 이메일에서 "우리는 가능한 모든 방법을 동원해 약물 남용자들을 응징해야 합니다"라며 잘못된 행동을 한 사람들에게 모든 책임을 돌렸다. "그들이 문제의 원인입니다. 모두 무분별한 범죄자들이죠."

퍼듀의 파산 계획의 일환으로 리처드 새클러, 그리고 퍼듀 설립자인 모티머와 레이먼드 새클러의 다른 후손들은 향후 소송으로부터 그들을 보호하는 대가로 약 60억 달러를 지불하기로 합의했다. 개인이 파산을 선언하지 않고 파산 제도를 책임 회피 수단으로 이용하는 것은 매우 이례적인 전략이었지만, 새클러 가문은 오랫동안 돈과 창의적인 변호사 덕분에 법정 소송을 피할 수 있었다.

하지만 새클러 가문도 통제할 수 없는 일이 벌어졌다. 한때 마약 중독에 시달렸던 유명 예술 사진작가 난 골딘은 2010년대 후반부터 박물관이 새클러 가문의 기부를 받지 않고 박물관 건물에 새겨진 새클러라는 이름을 떼어내도록 설득하는 캠페인을 벌이기 시작했다. 2019년 뉴욕 구겐하임 박물관에서 열린 한 시위에서 골딘과 소규모 활동가들은 리처드 새클러가 20년 전에 꿈꿨던 '처방전 눈보라'를 모방한 수백 장의 가짜 옥시콘틴 처방전을 박물관 내부에 뿌렸다.

새클러 가문은 골딘을 밀어내고 그녀의 입지를 좁히려 했다. 하지만 골딘과 다른 예술가들이 계속해서 새클러의 돈을 받는 미술관에서 작품 전시를 거부하자 도미노가 쓰러지기 시작했다. 메트로폴리탄 미술관, 루브르 박물관, 대영 박물관 등 미국, 영국, 유럽의 주요 박물관들이 하나둘씩 새클러와의 관계를 끊겠다고 발표하고 아서 새클러와 모티머 새클러의 이름을 벽에서 지웠다. 이 가문의 기부를 기념하기 위해 새클러의 이름을 넣은 몇몇 의과대학도 같은 조치를 취했다.

이에 대해 새클러 가문은 자신들은 잘못한 것이 없으며 비판자들이 부당하게 비방하고 있다고 호소했다. 그들은 의학에 혁명을 일으키고 그 과정에서 환자의 고통을 없애는 것이 가문의 소명이라고 주장했다. 언젠가는 새클러 가문이 다가오는 재앙을 막기 위해 가능한 모든 노력을 다했음을 보여주는, 이전에 알려지지 않은 문서가 공개될 수도 있다. 하지만 그날이 오기 전까지 새클러 가문은 자신들의 이름이 감히 상상조차 하지 못했던 '악명의 연대기'에 기록된 모습을 지켜봐야 할 것이다.

에필로그

| 감사의 글 |

지난 20년 동안 수많은 사람들이 오피오이드의 의학적 사용과 오피오이드 유행에 대한 통찰, 지식, 이야기를 아낌없이 공유해 주었다. 그중에서도 아트 밴지, 수 엘라 코박, 제인 마이어스, 린제이 마이어스, 러셀 포트노이, 베스 데이비스 수녀, 나다니엘 폴 카츠, 제인 밸런타인, 래리 라벤더, 로라 네이글, 그레고리 우드, 테런스 우드워스를 비롯한 많은 분들의 참여와 인내가 없었다면 『페인킬러』는 결코 쓰일 수 없었을 것이다. 몇몇 전직 퍼듀 직원도 자신의 경험을 공유해 주었는데, 그때나 지금이나 그들의 신뢰에 감사한 마음이다.

절판된 지 10년이 넘은 책이 재출간되는 모습을 지켜보는 건 작가로서 드문 경험이다. 나는 운 좋게도 그러한 행운을 누리게 되었다. 그런 측면에서 랜덤하우스의 편집자인 힐러리 레드먼드에게 감사의 빚을 지고 있다. 『페인킬러』를 업데이트하는 데 쏟은 그의 열정은 내게도 고스란히 전해졌고, 이 책을 어떤 식으로 재구성할지에 대한 그의 의견은 더없이 소중했다. 매튜 마틴, 그렉 쿠비, 몰리 터핀, 에반 캠필드를 비롯한 랜덤하우스의 모든 직원 덕분에 작업이 훨씬 수월했음을 고백한다. 이토록 좋은 출판사에서 개정판이 나올 수 있도록 도와준 와일리 에이전시의 앤드류 와일리와 크리스티나 무어에게도 감사를 표한다.

2003년에 처음 출간된 이 책은 200건이 넘는 인터뷰와 법원 기록, 퍼듀 내부 문서, 보고서, 의학 저널 논문, 신문 및 잡지 기사 등 수천 페이지에 달하는 문서를 검토한 후 이를 바탕으로 쓰였다.

나는 2001년에 〈뉴욕 타임스〉에 연재 기사를 기고하며 옥시콘틴에 대한 취재를 시작했고, 이는 곧 통증 의학과 그 역사, 오피오이드 사용의 증가, 약물 광고의 역사, 처방약 남용, 중독 등 관련 분야로 관심이 확대되었다.

2001년 당시 나는 퍼듀 본부를 방문해 마이클 프리드먼, 하워드 우델, 폴 골든하임과 인터뷰했고 이를 바탕으로 기사를 작성했다. 그러나 이 책을 처음 집필할 때는 이들과 다시 인터뷰를 하려고 했지만 그들은 계속해서 만남을 피했고 서면 질문에도 응답하지 않았다.

이번 개정판을 준비하면서 나는 사실관계가 부정확하다고 생각되는 부분이 있다면 바로잡을 테니 알려달라고 퍼듀 측에 요청했다. 하지만 퍼듀는 회신하지 않았다. 마이클 프리드먼과 폴 골든하임 역시 문의에 응답하지 않았다(퍼듀의 수석 변호사였던 하워드 우델은 2013년에 사망했다).

1장. 알약 언덕

24쪽 이듬해 봄이 되자 그 수치는 급증했고 일부 지역에서는 90%에 달했다: 태즈
웰 카운티의 버지니아 연방 변호사 데니스 리가 제시한 추정치이다. 그는 또
한 위조된 40달러 수표가 너무 흔해서 경찰이 "그 40달러가 어디에 쓰였는
지는 뻔하죠"라고 농담을 할 정도였다고 말했다.

25쪽 퍼듀는 … 공식 보고서를 제출했다: 스트라비노가 퍼듀에 전화한 내용은 퍼
듀 파마가 FDA에 제출한 부작용 사례 보고서에 나와 있다.

27쪽 그는 〈보스턴 글로브〉 신문에 실린: 스트라비노는 2000년 5월 21일 자 〈보스
턴 글로브〉에 실린 도나 골드의 기사에서 메인주 워싱턴 카운티의 옥시콘틴
남용 소식을 접했다.

2장. 통증과의 전쟁

35쪽 허리 통증을 호소하는 사람의 80%: 허리 통증 진단에서 엑스레이의 신뢰도
가 떨어진다는 통계는 데니스 터크가 1996년 〈통증 및 증상 관리 저널〉에 실
린 '오피오이드의 장기간 사용에 대한 의사의 입장과 환자 간 편차 문제'라는
자신의 논문에서 언급했다.

35쪽 이 책에서는 통증 치료의 역사와 통증 의학에 대해 간략하게만 설명했다. 독
자들이 관심을 가질 만한 책으로는 마틴 부스의 『아편: 그 황홀한 죽음의 기
록』, 프랭크 T. 버토식 주니어의 『사로잡힌, 몸: 통증의 자연사』, 데이비드 B.
모리스의 『통증의 문화』가 있다.

35쪽 국제통증연구협회: 통증 치료 전문가인 닥터 존 보니카는 1973년 시애틀 근
처에서 모임을 개최하였으며, 이 모임은 1년 후 국제통증연구협회 설립으로
이어졌다. 통증 치료 개념의 변화에 대해 간략하게 설명한 내용은 이 분야의
바이블로 간주되는 『보니카의 통증 치료』에서 얻은 통찰을 바탕으로 한 것
이다.

36쪽 의사들은 아편이 유익하다고 믿었다: 파레고릭, 라우다넘, 토마스 시든햄에

대한 기술은 마틴 부스의 『아편: 그 황홀한 죽음의 기록』에서 발췌한 것이다.

36쪽 '군인병': 남북전쟁 참전용사들은 아편 중독자가 상당수 포함된 여러 집단 중 하나에 불과했다. 데이비드 머스토와 같은 역사가에 따르면, 또 다른 주요 집단은 백인 중산층 여성이었다. 머스토의 저서 『미국의 질병*The American Disease*』은 1914년 해리슨 법과 같은 정부 법률과 규정이 마약 사용과 남용, 의사의 행동에 미친 영향에 대한 고전으로 평가받고 있다.

38쪽 닥터 손더스는 생애 마지막 시기에 … 병원을 런던에 열었다: 시슬리 손더스는 뛰어난 여성이었다. 병원 무균실에서 임종을 앞둔 사람을 돌보던 간호사였던 그녀는 의과대학에 진학해 학위를 취득함으로써 의사들이 자신의 아이디어에 귀 기울일 수밖에 없도록 만들었다. 미국 최초의 호스피스 병원은 1981년 코네티컷주 뉴헤이븐 근처에 문을 열었다.

38쪽 뉴욕의 메모리얼 슬론 케터링 암 센터를 비롯한: 암성 통증에 대한 더 나은 치료를 제공하려는 움직임은 영국에서 시작되었지만, 메모리얼 슬론 케터링의 암성 통증 연구자들에게는 영국 동료들보다 훨씬 더 과학적인 접근 방식을 취했다는 자부심이 있었다. 그들은 어떤 물질이 가장 효과적인지 알아내기 위해 환자를 대상으로 끊임없이 실험을 진행했다. 예를 들어 1980년대 초, 메모리얼 슬론 케터링은 의회가 헤로인의 의료적 사용 합법화 여부를 논의하는 동안 암 환자에게 헤로인을 실험적으로 투여한 두 병원 중 하나였다. 그 결과, 모르핀에서 추출되어 체내에 들어간 직후 다시 모르핀으로 분해되는 헤로인은 그다지 효과적이지 않은 것으로 밝혀졌다.

40쪽 '만성 소송 통증': 1990년대 허리 통증의 급격한 증가에 대한 설명은 1992년 12월 29일자 〈뉴욕 타임스〉에 실린 엘리자베스 로젠탈의 기사에서 인용되었다. 같은 기사에서는 소송 원고의 통증 불만을 조사한 〈미국 통증 관리 저널*American Journal of Pain Management*〉에 실린 닥터 마이클 와인트라우브의 연구도 인용했다. 와인트라우브는 환자들이 금전적 보상 때문에 무의식적으로 통증에 집착할 수 있다고 말하며 '만성 소송 통증'을 별개의 증후군으로 볼 것을 제안했다.

40쪽 중증 통증에 대한 다학제적 접근: 마이애미 소재 종합 통증 및 재활 센터 소장인 닥터 휴버트 로소모프와 데니스 터크, 배리 콜이 이러한 접근에 대해 설명해 주었다.

40쪽 '오피오포비아': 이 용어는 1986년 〈알코올 중독 및 약물 남용에 관한 논쟁 *Controversies in Alcoholism and Substance Abuse*〉 저널에 실린 닥터 존 모건의 논문에서 처음 사용되었다. 모건의 논문 제목은 '미국의 오피오포비아: 오피오이드 진통제의 관행적 과소 활용'이었다.

41쪽 포트노이에게 전화번호 책자를 건네며: 1986년 러셀 포트노이의 연구 제목은 '뉴욕시 외래 환자에서의 마약성 진통제 사용 불가'였다.

41쪽 이 분야의 권위자인 닥터 캐슬린 폴리: 그녀는 암성 통증 치료 분야에도 공헌했지만 말기 환자 치료, 즉 완화 치료 분야를 개선하기 위한 활동으로 많은 영향을 미쳤다. 폴리는 2003년 이 책의 저술을 위한 인터뷰 요청을 거절했다. 이 장에 인용된 그녀의 발언은 1996년 UCLA의 존 C. 리베스킨드 통증의 역사 컬렉션에서의 구술 기록에서 발췌한 것이다. 그녀는 마르시아 멜드럼과 인터뷰했다.

42쪽 1986년에는 … 연구 결과를 발표했다: 포트노이와 폴리의 보고서는 〈통증〉에 실렸다.

44쪽 바이블처럼 여겨졌다: 포트노이, 통증 관리 운동가, 퍼듀 파마 및 기타 제약회사가 의인성 중독의 위험이 극히 적다는 것을 뒷받침하기 위해 인용한 세 가지 연구는 다음과 같다. 1977년 〈두통〉 12~14쪽에 실린 '만성 두통 환자의 약물 의존성', 1980년 〈뉴잉글랜드 의학 저널〉 123쪽에 실린 '마약성 진통제로 치료받은 환자에서는 중독이 드물다', 1982년 〈통증〉 267~280쪽에 실린 '데브리망 시행 중 통증 관리: 미국 화상 병동에 대한 조사'.

48쪽 1990년대 초에 발표한 몇 편의 논문에서: 처방전 모니터링 시스템 문제에 대한 데이비드 조란슨의 글은 〈미국 통증 학회 회보 *American Pain Society Bulletin*〉와 〈통증에 대한 약물 치료 및 증상 조절 *Journal of Pharmaceutical Care in Pain & Symptom Control*〉을 비롯한 여러 간행물에 실렸다. 그는 2003년 이 책 저술을 위한 인터뷰 요청을 거절했다.

51쪽 퍼듀 파마는 … 50만 달러를 기부했는데: 미국 통증 협회와 미국 통증 학회의 공동 위원회에 대한 이 기부금은 퍼듀 예산 문서에서 확인할 수 있다.

51쪽 제약 회사들은 또한 … 자금을 지원했다: 이 정보는 위스콘신주의 공개 기록법에 따라 위스콘신대학교에서 입수한 문서에서 발췌한 것이다. 이 문서에는 조란슨이 퍼듀를 포함한 여러 오피오이드 제조업체에서 유급 컨설턴트로 일한 사실도 나와 있다.

3장. 덴두르의 비밀

56쪽 닥터 아서 새클러가 미국 상원의원들 앞에 섰다: 새클러는 1962년 1월 30일 상원 사법위원회 반독점 및 독과점 소위원회에서 증언했다.

58쪽 회사의 유일한 주주는 … 엘스 새클러였다: 메디컬 앤드 사이언스 커뮤니케이션 어소시에이츠는 원래 커뮤니케이션 어소시에이츠로 알려져 있었다. 이 회사는 1955년 9월 16일에 사명을 변경했으며, 사명 변경과 관련된 문서에 엘스 새클러의 역할이 명시되어 있다. 비슷한 이름의 법인인 메디컬 앤드 사이언스 디벨롭먼트 코퍼레이션은 아서 새클러가 사망할 때까지 지주회사로 운영되었다. 1968년 주식 증서에 따르면 이 회사의 주식은 엘스 새클러, 모티머 새클러, 레이먼드 새클러가 아서와 엘스의 첫째 자녀인 캐롤 새클러를 위해 신탁으로 보유하고 있었음을 알 수 있다.

60쪽 크리드무어 주립병원: 아서, 모티머, 레이먼드 새클러의 연구 활동에 대한 자세한 내용은 1951년 11월 2일, 1957년 9월 8일, 1976년 4월 15일자 〈뉴욕 타임스〉를 참조하라.

61쪽 컬러 광고를 삽입하도록 했다: 아서 새클러는 의료 광고 명예의 전당에 헌액된 최초의 인물 중 한 명이다. 그의 업적 중 일부는 그룹의 간행물 중 하나인 〈메디슨 애비뉴*Medicine Ave.*〉에 설명되어 있다. 윌리엄 G. 카스타뇰리가 친절하게도 사본을 제공했다.

63쪽 『아메리칸 커넥션』: 존 페카넨의 이 탁월한 저서는 규제 약물법을 형성하기까지의 입법 투쟁과 제약업계의 로비에 대한 연구이다.

64쪽 리브륨과 발륨으로 … 인센티브를 받았다: 아서 새클러의 변호사인 마이클 소넨라이히가 인터뷰에서 밝힌 내용. 그에게 새클러가 판매된 약물의 수량만큼 로열티를 받은 것으로 들었다고 말하자, 그는 그렇지 않다고 부정하면서 매출이 일정 기준에 도달하면 새클러에게 인센티브가 지급되었다고 했다.

65쪽 '행복한 아기 비타민': 이 기괴한 에피소드에 관한 문서는 케포버 위원회의 청문회 기록에 포함되어 있다.

67쪽 〈메디컬 트리뷴〉은 … 가장 선호한 수단이었다: 이 신문의 성향에 대해 간략하게 알아보려면 모튼 민츠가 작성한 1968년 3월 31일 자 〈워싱턴 포스트〉 기사를 참조하라.

67쪽 '조현병 환자 난동': 타마르 르윈이 작성한 1987년 7월 27일 자 〈뉴욕 타임스〉 기사 참고.

67쪽 FDA에서는 이 사건을 조사한 결과: 이 기사에 대한 의견은 1986년 6월 18일 약물 표준국 부국장인 제임스 C. 모리슨의 발표 내용에서 발췌한 것이다.

68쪽 모리머와 레이먼드가 … 해고되자: 1953년 5월 8일 자 〈뉴욕 타임스〉 기사를 참조하라.

69쪽 "겨울철 질환으로": 이 홍보 카드는 인터넷에서 발견했다.

69쪽 글루타바이트 코퍼레이션: 이 회사의 원래 이름은 메디컬 프로모션 프로덕션Medical Promotions Productions이었다.

70쪽 존 리어: 제약 산업에 관해 〈새터데이 리뷰〉에 기고한 그의 고전적인 글은 모든 저널리즘 및 사회학 수업에서 필수로 읽어야 한다. 이 책을 작업하면서 얻은 한 가지 유익한 점은 바로 그 기사들을 접한 것이었다. 제약 산업, FDA 스캔들, 새클러 가문에 관한 그의 보도는 1959년 1월 3일, 1959년 2월 7일, 1960년 6월 4일, 1960년 7월 2일, 1962년 3월 3일, 1962년 10월 6일 자 〈새터데이 리뷰〉를 참조하라.

75쪽 세금 납부를 피하기 위해: 거트루드 새클러의 주장은 뉴욕주 대법원에 제출한 서류에 포함되어 있다.

78쪽 MD 퍼블리케이션스를 소유하고 있었다: MD 퍼블리케이션스의 소유권과 관련된 거래 내역은 명확하지 않지만, 기업 기록에 따르면 한때 모티머와 레이먼드 새클러 또는 그들이 운영하는 법인이 회사 지분의 상당 부분을 소유했던 것으로 나타났다.

4장. 황금 상자

82쪽 수잔 버트런드라는 의사는 초대장 인사말에서: 그녀가 보낸 편지는 2000년 8월 8일에 작성되었다.

82쪽 "하나님께서 인간의 고통을 덜어주기 위해 주신 치료법 중에서": 수잔 버트런드는 토마스 시든햄이 한 말의 본질을 포착하긴 했지만 그의 표현을 정확하게 인용하지는 못했을 수 있다. 마틴 부스는 자신의 저서 『아편: 그 황홀한 죽음의 기록』에서 시든햄의 말을 그대로 인용했다. "모든 좋은 것을 주시는 하나님께서는 인류의 고통에 대한 위로로 아편을 허락하셨으며, 치료할 수 있는 질병의 종류나 질병을 퇴치하는 효과의 측면에서 아편만큼 유용한 약은 없다."

85쪽 밴지는 … 진통제 남용이 발생하고 있다는 사실을 알게 되었다: 2000년 봄과 여름에 〈포틀랜드 프레스 헤럴드*Portland Press Herald*〉, 〈로아노크 타임스*The Roanoke Times*〉, 〈콜럼버스 디스패치*The Columbus Dispatch*〉, 〈앵커리지 데일리 뉴스*Anchorage Daily News*〉 등에서 옥시콘틴 남용에 관한 기사를 게재했다.

85쪽 "이건 아마도 새로운 바이코딘이 될 겁니다": 법 집행관의 이 말은 2000년 6월 27일 자 〈더 타임즈-피카윤*The Times-Picayune*〉에 실린 스티브 카니자로의 기사에서 언급되었다.

86쪽 퍼듀 의사인 J. 데이비드 해독스: 다른 경영진과 마찬가지로 J. 데이비드 해독스 역시 2003년 이 책을 위한 인터뷰를 거절했다. 그는 또한 자신의 경력을 잘 아는 사람들의 명단 제공도 거부했다. 그러나 몇몇 사람들은 인터뷰에 동의했다.

87쪽 '가성 중독': 이 용어는 해독스와 그의 공동 저자인 데이비드 와이즈먼이 1989년 〈통증〉에 게재한 '오피오이드 가성 중독 … 의인성 증후군'이라는 제목의 논문에서 처음 사용했다.

88쪽 버지니아 남서부의 작은 신문사 〈리치랜드 뉴스 프레스〉의 한 기자가: 테레사 M. 클레몬스는 데이비드 해독스의 연락을 받은 〈리치랜드 뉴스 프레스〉의 기자였다. 그녀가 태즈웰 카운티의 옥시콘틴 남용 사건에 대해 쓴 첫 번째 기사는 2000년 5월 31일 자 신문에 실렸다. 오피오이드 중독 위험이 '0.5%'에 불과하다는 해독스의 말은 2000년 6월 21일에 실린 클레몬스의 후속 기사에서 인용한 것이다.

89쪽 퍼듀는 연방 마약 단속반이 … 의사들을 조사하고 있다는 사실을 알게 되었다: 워싱턴 D.C.의 통증 치료 옹호자이자 변호사인 메리 발루스는 2000년 중반 애팔래치아에 있는 몇몇 퍼듀 영업 사원들이 그녀에게 연락해 처방 관련해 조사를 앞둔 의사들과 이야기를 나눠달라고 요청했다고 말했다. 발루스는 데이비드 해독스의 초청으로 리치랜드에서 열린 애팔래치아 통증 재단회의에 가는 길에 조사를 앞둔 의사 중 한 명인 프랭클린 서덜랜드 주니어에게 들렀다. 얼마 후 서덜랜드는 옥시콘틴을 포함한 여러 약물을 불법 처방한 혐의로 기소되어 유죄 판결을 받았다.

89쪽 퍼듀 경영진은 수잔 버트런드와 협력해: 버트런드는 〈뉴욕 타임스〉 기사와 관련해 내가 진행한 인터뷰에서 애팔래치아 통증 재단의 설립 배경에 대해 설명했다.

95쪽 "말도 안 되는 소리죠": 다이앤 슈니츨러가 커티스 라이트에게 보낸 이메일은 2006년 9월 검찰이 존 브라운리에게 보낸 기록에 인용되어 있다.

95쪽 "다이앤, 이 문구는 문자 그대로 사실이에요": 커티스 라이트가 다이앤 슈니츨러에게 보낸 이메일 답변. 2006년 9월 검찰 기록에 인용되어 있다.

96쪽 "매우 가치 있고 홍보 효과가 커서": 2006년 9월 검찰 메모에 인용된 퍼듀 내부 문서.

96쪽 마케팅 제안서에서: 퍼듀는 매년 다음 해의 계획, 전략, 예산을 담은 마케팅 제안서를 작성했다.

99쪽 "1% 미만": 의인성 중독에 대한 의사들의 우려를 불식시키기 위해 퍼듀가 주장하는 이 수치는 회사 문서에 반복적으로 인용된다.

100쪽 '만약 나에게만 있다면…': 이 교육 자료는 1996년 11월 4일에 작성된 것이다.

102쪽 머틀 비치의 약사: 나는 〈뉴욕 타임스〉에 머틀 비치의 통증 클리닉인 컴프리헨시브 케어*Comprehensive Care*에 관한 기사를 보도하면서 론 메이슨 약사를 인터뷰했다.

103쪽 통증에 함께 맞서는 동반자: 퍼듀의 이 프로그램은 1995년에 만들어졌다.

5장. 시니어 나이트

108쪽 "이 사태를 해결할 전략": 메인주의 검사가 의사들에게 보낸 경고문 사본에 자필로 쓴 로빈 호겐의 글. 2006년 9월 검찰 기록에 인용되어 있다.

111쪽 조치 목록: 아트 밴지가 데이비드 해독스에게 건넨 조치 목록은 2000년 11월 20일에 작성되었다.

113쪽 작은 마을 세인트폴: 닥터 데이비드 피엘린과 닥터 리처드 쇼튼펠드 박사가 강연자로 발표한 회의는 2000년 11월 30일에 열렸다.

115쪽 편지를 썼다: 아트 밴지는 2000년 12월 3일 FDA에 편지를 보냈다.

6장. 핫 스폿

119쪽 베스 수녀가 모임의 시작을 알렸고: 리 고등학교에서 열린 이 행사에 대한 설명은 〈파월 밸리 뉴스〉에 실린 기사에서 발췌한 것이다.

120쪽 〈뉴욕 타임스〉는 1면 기사에서: '옥시페스트'에 관한 기사는 2001년 3월

5일에 게재되었다. 이 기사는 내가 멜로디 피터슨과 함께 작성했다.

125쪽 언론에 자신들의 노력을 알리기 시작했다: 2001년 중반, 퍼듀 경영진이 〈뉴욕 타임스〉를 방문해 옥시콘틴에 관한 기사의 보도 방식에 불만을 토로했다. 특히 내 기사와 더불어 2001년 7월 29일 자 〈뉴욕 타임스〉에 실린 폴 터프의 기사를 접한 퍼듀는 격분했다. 신문사 편집자들은 보도가 공정했다고 생각한다고 말했다. 퍼듀는 『페인킬러』초판이 출간된 후인 2003년에 또다시 나에 대해 불만을 제기했다.

125쪽 '기업 책임의 새로운 표준': 퍼듀 경영진이 〈하트포드 쿠란트*Hartford Courant*〉에 한 이 발언은 2001년 7월 19일 자 〈아메리칸 헬스 라인*American Health Line*〉에 보도되었다.

125쪽 "우리는 처참하게 패한 후": 퍼듀의 대변인인 로빈 호겐은 2002년 기이한 이름의 홍보 단체인 불독 리포터*Bulldog Reporter*가 주최한 콘퍼런스에서 이 같은 발언을 했다. 그의 강연 제목은 '제품이 공격을 받을 때 대응하는 방법: 옥시콘틴의 반격'이었다.

128쪽 함께 온 은행 직원: 이 남성은 신원을 밝히지 않는 조건으로 인터뷰에 동의했다.

129쪽 "먼저 보여드리고 싶습니다": 베스 데이비스 수녀는 퍼듀에서 준비한 광고 사본을 보관하고 있었다.

7장. 어린이 마약

135쪽 퍼듀의 마이클 프리드먼은 재빨리 네이글에게 연락했다: 그는 2001년 3월 8일 네이글에게 첫 편지를 보냈다.

137쪽 "퍼듀는 … 정보를 수집하기 위해 노력하고 있습니다": 퍼듀와 네이글의 첫 만남 이후 프리드먼은 2001년 4월 2일에 후속 편지를 보냈다.

140쪽 플로리다 당국은 … 더 많았다고 발표했다: 플로리다의 약물 사망자 데이터는 2001년 5월 27일 자 〈올랜도 센티널*Orlando Sentinel*〉에 도리스 블러드스위스가 보도했다.

141쪽 토마스 콘스탄틴: 콘스탄틴이 DEA 요원들에게 초래한 불행은 1995년 6월 5일 자 〈유에스 뉴스 앤드 월드리포트〉에 고든 윌킨이 보도했다.

142쪽 DEA는 … 발표했다: 옥시콘틴에 수사력을 집중하기로 한 DEA의 결정은 2001년 5월 1일 자 〈뉴욕 타임스〉에 실렸다.

143쪽 데이비드 해독스와도 맞붙었다: 2001년 5월 3일, CBS의 〈얼리 쇼*Early Show*〉에서 테런스 우드워스와 데이비드 해독스가 토론을 벌였다.

145쪽 "〈USA 투데이〉에서 … 기사를 기획하고 있습니다": 하워드 우델이 로라 네이글에게 메모를 보낸 날짜는 2001년 6월 11일이며, 신문 기사는 2001년 6월 13일에 실렸다.

147쪽 조란슨의 연구: 데이비드 조란슨의 연구는 2000년 4월 5일 자 〈미국의사협회지〉에 실렸다.

8장. 퍼플 필러

158쪽 〈캐나다의사협회지〉: MS 콘틴의 남용에 관한 연구는 브리티시컬럼비아대학교 가정의학과 아민 사잔 교수 등이 수행했다. 이 연구와 닥터 브라이언 골드만의 사설은 1998년 7월 28일 자 〈캐나다의사협회지〉에 게재되었다.

161쪽 경찰은 … 닥터 프랭크 피셔를 체포했으며: 캘리포니아주 법무장관 카말라 해리스는 1999년 2월 피셔의 체포 사실을 발표했다.

162쪽 "너무 많은 헤로인과 너무 많은 옥시콘틴": 윌리엄 비티의 말을 인용한 이 기사는 린다 해리스가 작성했으며 1999년 4월 20일 자 〈위어턴 데일리 타임스〉에 실렸다.

162쪽 펜실베이니아 서부의 퍼듀 영업 사원: 1999년 8월 5일, 펜실베이니아주 캠브리아 카운티의 의사들에게 옥시콘틴의 남용이 증가하고 있다는 경고 서한이 발송되었다. 이 경고문을 작성한 법 집행관인 론 포타쉬는 "옥시콘틴에만 집중하지 않기 위해 옥시콘틴 외에 다른 약물도 포함시켰고, 당시 제약업계로부터 소송을 당할 위험이 있었다"고 말했다.

163쪽 레온 둘리온: 이 퍼듀 영업 사원은 1999년 10월 제임스 그레이브스 사건의 재판 전 증언 녹취에서 증언했다.

164쪽 피셔에 대한 모든 중범죄 혐의: 2004년, 프랭크 피셔는 나머지 경범죄 혐의에 대한 재판에서 무죄 판결을 받았다.

9장. 바디 카운트

169쪽 맥클로스키는 … 극렬하게 반박했다: 제이 맥클로스키와의 인터뷰.

172쪽 1만 달러: 선거 자금 기록에 의하면, 퍼듀의 정치 활동 위원회가 2002년 10월 크리스토퍼 도드 상원의원에게 5000달러를 두 차례 기부한 것으로 나와 있다.

173쪽 "우리 회사는 솔직히 먹잇감이나 다름없었습니다": 호겐의 이 발언은 2002년 홍보 단체 불독 리포터 앞에서 한 연설에서 나온 것이다.

173쪽 루돌프 줄리아니: 그는 이 책이 처음 출간되었을 때 대변인을 통해 인터뷰 요청을 거절했다.

175쪽 "시장님과 저는 방금 DEA 국장 아사 허친슨과 … 만났습니다": 버나드 케릭이 크리스 스미스 기자에게 한 발언으로, 2002년 9월 15일 자 〈뉴욕 매거진〉에 실렸다.

178쪽 "우리가 당황할 상황은 아닌 것 같네요": 2002년 4월 15일 자 〈뉴욕 타임스〉를 참조하라.

179쪽 버터위스의 조사: 나를 포함한 여러 기자가 플로리다의 공개 기록법에 따라 퍼듀에 대한 밥 버터위스의 조사 파일을 요청했다. 퍼듀는 해당 기록의 공개를 막으려 했지만 법정에서 패소했다. 이 파일에는 1996년부터 2002년까지 회사의 마케팅 예산 계획, 전직 퍼듀 영업 사원이었던 윌리엄 게르겔리와의 인터뷰 자료, 조디 콜린스와 퍼듀 변호사가 주고받은 편지 등이 포함되어 있었다.

10장. 심판

188쪽 닥터 나다니엘 폴 카츠: 나다니엘 폴 카츠는 내게 통증 치료와 오피오이드 분야에 대해 자세히 설명해 주었다.

189쪽 인디애나의 의사: 닥터 스티븐 베이커의 대배심 증언 내용은 2006년 9월 검찰 기록에 인용되어 있다.

189쪽 마크 로스: 그의 증언은 2006년 9월 검찰 기록에 인용되어 있다. 이 기록에서 그는 마약 남용자에게 서방형 오피오이드가 매력적이지 않다는 다니엘 브루코프의 1993년 연구 결과를 의사들에게 보냈다고 기술한다.

191쪽 연구(퍼듀로부터 연구비를 지원받았다): 비공식적으로 '로스 보고서'로 알려진 이 연구는 닥터 샌포드 로스가 수행했으며, 2000년 6월 26일에 '골관절염에서의 24시간 서방형 옥시코돈 사용'이라는 제목으로 〈내과학기록*Archives of Internal Medicine*〉에 게재되었다.

191쪽 "하워드, 마이클, 폴은 … 동의합니다": 로스 연구의 지속적인 배포에 관한 이 이메일은 2003년 8월에 작성되었으며 2006년 9월 검찰 기록에 인용되었다.

193쪽 사라는 신뢰할 수 있는 증인이 아니었다: 폴 핸리와의 인터뷰.

193쪽 사라는 … 이메일을 우델에게 보냈고: 모린 사라가 하워드 우델에게 보낸 이메일은 검찰 기록에 인용되었다.

193쪽 사라가 증언한 내용: 그녀의 증언은 검찰 기록에 인용되어 있다. 증언 내용은 봉인되어 있으며 사라가 퍼듀 변호사에게 심문을 받았는지 여부는 알려지지 않았다. 폴 핸리에 따르면 퍼듀를 상대로 한 그녀의 소송은 기각되었다.

194쪽 세 사람을 … 기소하고자 했다: 기록에 의하면, 검찰은 프리드먼, 우델, 골든하임에 대해 미국을 기만하려는 음모와 우편 사기, 전신 사기, 약품 허위 표시, 돈세탁 등을 포함한 다수의 혐의를 제기할 준비가 되어 있다고 밝혔다. 또한 의회에서 허위 진술을 한 혐의로 골든하임을 기소할 계획이라고 했다. 검찰이 제시한 구체적인 중범죄 혐의와 기록에 인용된 문서 한 건은 2011년

11월 9일 캐서린 에반이 〈포춘*Fortune*〉에 실린 '옥시콘틴: 퍼듀 파마의 쓰라린 약물'이라는 기사에서 처음 보도한 내용이다.

195쪽 8시간 동안 프레젠테이션을 진행했다: 회의에 참석한 두 명의 변호사가 기술했다.

196쪽 주장할 것으로 보았다: 정부 변호사는 기소 문건에서 퍼듀와 그 경영진이 제기할 것으로 예상되는 방어에 대해 기술했다.

196쪽 앨리스 피셔: 피셔는 2008년에 법무부를 떠났고 현재 변호사로 개업한 상태다. 그녀는 퍼듀 경영진에 대한 중범죄 기소를 기각할 때 어떤 역할을 했는지에 대한 인터뷰 요청 이메일에 응답하지 않았다. 2006년 10월 11일 회의에 참석한 두 명의 변호사는 피셔도 함께했었다고 말했다.

198쪽 연방 정부와 거래하는 … 맡을 수 없음을 의미했다: 마이클 프리드먼, 하워드 우델, 폴 골든하임은 정부와 거래하는 제약회사의 임원직을 맡지 못하도록 한 판결을 뒤집기 위해 행정적, 법적 항소를 반복적으로 제기했다. 그들은 비록 성공하지는 못했지만, 자격 박탈 기간을 20년에서 12년으로 줄였다. 한 항소심에서 그들은 2010년 연방 판사 엘렌 시걸 휴벨에게 퍼듀에서 고위직으로 근무했다는 이유만으로 자신들에게 유죄 판결이 내려졌다고 주장했다. "원고는 유죄 판결의 기본 요소를 오해하거나 잘못 진술한 것 같다." 휴벨 판사는 이렇게 썼다(하워드 우델은 2013년에 72세의 나이로 사망했다. 그는 2009년 코네티컷 재향군인법률센터를 설립하여 재향군인들에게 무료 법률 자문을 제공했다).

202쪽 이에 대해 브라운리는 … 답했다: 존 브라운리는 2007년 7월 31일 상원 사법위원회에서 '옥시콘틴 형사 합의의 적절성과 타당성 평가'라는 제목으로 열린 청문회에서 증언했다. 그는 청문회에서 폴 맥널티의 보좌관 마이클 엘스턴으로부터 퍼듀 사건의 해결을 늦춰달라는 전화를 받은 후 벌어진 상황에 대해서도 질문을 받았다. 전화가 걸려올 당시 알베르토 곤잘레스 당시 미국 법무장관은 검사들을 해고하고 있었고, 이는 정치적 조치라는 비판을 받았다. 엘스턴의 요청이 있은 지 8일 후, 그의 이름이 해고 명단에 올랐다.

그러나 브라운리는 해고되지 않았다.

11장. 기만의 제국

207쪽 〈에스콰이어〉: 크리스토퍼 글레이젝의 기사 '오피오이드 위기로 수십억 달
러를 버는 비밀스러운 가문'이 2017년 10월 16일에 게재되었다.

207쪽 〈뉴요커〉: 패트릭 래든 키프의 기사 '고통의 제국을 건설한 가문'이 2017년
10월 30일에 게재되었다.

207쪽 "윤리적으로 지탄받아 마땅합니다": 엘리자베스 새클러의 발언은 2018년
1월 22일 자 〈뉴욕 타임스〉에 게재된 기사에서 나왔다.

207쪽 한 지역 신문에서는 … 보도했다: 그 신문은 〈찰스턴 가제트 메일*Charleston
Gazette-Mail*〉이었다. 이 기사를 쓴 기자 에릭 에어는 2017년 퓰리처상 탐사보
도 부문을 수상했다. 얼마 지나지 않아 신문사는 파산 신청을 했다.

208쪽 제약 업계 로비스트들은 … 성공했다: 2017년 10월 15일 자 〈워싱턴 포스
트〉를 참조하라.

210쪽 '서방형 제제에서 모르핀의 추출': 검찰 메모에 따르면 리처드 새클러와 하
워드 우델에게 보낸 이 논문은 1990년 12월 15일 자 〈암*Cancer*〉 저널에 실
렸다.

211쪽 연구원은 … 쓰면서: 검찰 기록에 따르면, 퍼듀 연구원 게리 리치는 남용자
들이 MS 콘틴과 경쟁 약물인 오라모프*Oramorph*에서 모르핀을 어떻게 추출
하는지 검토하는 임무를 맡았다.

211쪽 의학 학술지: 검찰 기록에 따르면, 한 부하 직원이 폴 골든하임에게 〈미국
가정의학과의사*American Family Physician*〉라는 간행물의 사본을 보냈다.

211쪽 뉴질랜드의 마약 중독자: 검찰 기록에 따르면 퍼듀의 수석 과학자인 로
버트 카이코 박사는 2007년 3월 모티머 새클러와 다른 퍼듀 임원들에게
"MST(미국 외 지역에서 MS 콘틴의 상품명)가 모르핀 및 헤로인 남용의 가장
흔한 공급원입니다"라는 내용의 이메일을 보냈다고 한다.

211쪽 "우리는 시판 후 오남용 모니터링 시스템과 … 보유하고 있지 않기 때문에": 검찰 기록에 따르면 로버트 카이코 박사는 2007년 3월 같은 이메일에서 뉴질랜드에서의 MS 콘틴 남용에 대해 논의하면서 이 같은 진술을 했다.

211쪽 'MS 콘틴 남용'이라는 제목의 법률 메모를 발송했다: 검찰 기록에 따르면 우델은 1998년 3월 19일 캐나다에서 옥시콘틴 남용에 대한 신문 보도를 설명하는 메모를 모티머 새클러, 레이먼드 새클러, 리처드 새클러, 카테 새클러, 조나단 새클러, 사만다 S. 새클러, 모티머 D. A. 새클러에게 보냈다고 한다.

212쪽 "직원 한 사람이 하루 종일 매달려야 할 정도입니다": 마크 알폰소가 채팅방에서 옥시콘틴 남용에 대한 논의를 인용한 이메일은 1997년 10월 3일 퍼듀 부사장이자 마케팅 담당자인 제임스 랭에게 발송되어 마이클 프리드먼에게 전달되었다고 검찰 메모에서 밝히고 있다.

212쪽 하워드 우델은 동료 임원에게 보낸 이메일에서: 검찰 기록에 따르면 우델의 발언은 1998년 12월 10일 퍼듀의 캐나다 사업 책임자인 존 스튜어트에게 보낸 법률 각서에 담겨 있었다. 이 문서에서 우델은 스튜어트에게 〈캐나다 의사협회지〉 연구 결과를 보내준 것에 대해서도 감사를 표했다. 2007년부터 2013년까지 퍼듀의 최고 경영자로 재직했던 스튜어트는 현재 마리화나 사업을 하고 있는 것으로 알려졌다.

213쪽 1999년 8월 … 2주 동안: 옥시콘틴 남용 및 관련 범죄에 대한 이러한 에피소드가 검찰 기록에 담겨 있다.

214쪽 퍼듀 지역 관리자가 … 보낸 문건: 검찰 기록에 따르면 이 문서는 1999년 11월 18일에 영업 관리자인 마크 래드클리프가 보낸 것이다.

215쪽 "과도하게 반응하는 것은 좋지 않습니다": 검찰 기록에 따르면 1999년 11월 30일부터 12월 8일 사이에 데이비드 해독스와 마이클 프리드먼, 그리고 다른 퍼듀 임원들이 해독스의 위기 대응 방안에 대해 이메일을 주고받은 것으로 되어 있다.

215쪽 117건: 통화 기록에서 '길거리 거래 가격', '으깨다', '코로 흡입하다'라는 문구가 발견된 모든 주의 목록이 검찰 기록에 기재되어 있다.

216쪽 "MS 콘틴에 대한 이런 종류의 뉴스가 언론을 도배했습니다": 검찰 기록에 따르면 마크 알폰소는 MS 콘틴의 심각한 남용에 대한 기억을 2000년 6월 19일 로빈 호겐에게 보낸 이메일에서 언급했으며, 이 이메일은 마이클 프리드먼에게 전달되었다.

216쪽 "모든 대화를 이메일로 해도 문제가 없겠냐": 검찰 기록에 따르면 프리드먼은 알폰소의 이메일을 전달하면서 우델에게 이렇게 물었다.

216쪽 엄청난 규모의 이익: 검찰 기록에는 MS 콘틴과 옥시콘틴의 연간 매출액과 해당 매출액에 따른 보너스 지급 방식이 언급되어 있다. 또한 레이먼드와 모티머 새클러가 사용한 법인 네트워크에 대한 세부 정보도 기재되어 있다.

217쪽 2001년 3월 전화 자동 응답기에 녹음된 메시지: 검찰 기록에 따르면 로빈 호겐은 2001년 3월 15일에 메시지를 남겼다.

에필로그: 통증과의 전쟁, 다시 돌아보다

222쪽 거의 주목받지 못한 연구: 제인 밸런타인이 쓴 '만성 통증에 대한 오피오이드 치료'라는 제목의 논문은 2003년 11월 13일 〈뉴잉글랜드 의학 저널〉에 게재되었다.

223쪽 덴마크: 미국과 달리 사회화된 의료 시스템을 갖춘 덴마크와 같은 국가에서는 연구자들이 치료와 환자의 결과를 추적하는 데 사용할 수 있는 전산화된 의료 기록이 오랫동안 존재해 왔다. 덴마크의 통증 전문가인 페르 쇠그렌은 오피오이드 및 기타 방법으로 치료받은 환자의 상대적인 회복 시간을 조사했다.

223쪽 보훈부: 보훈부는 군인, 특히 이라크와 아프가니스탄 파병에서 돌아온 군인들을 치료하는 데 오피오이드를 비롯한 강력한 약물을 남용한다는 이유로 많은 비판을 받아왔다. 그러나 최근 들어 이들은 통증을 치료하는 대체 수단을 연구하고 이러한 기술을 실제로 활용하는 데 앞장서고 있다.

223쪽 "중독은 문제의 본질이 아니에요": 닥터 스콧 피시먼의 발언은 내가 쓴 『고통의 세계』라는 전자책에 실린 내용이며, 이 책은 2013년 〈뉴욕 타임스〉에서 출간되었다.

페인킬러

: 제약 회사, 21세기 마약 중독 시대를 열다

초판 1쇄 발행 2024년 3월 29일

지은이 배리 마이어
옮긴이 장정문

디자인 정은경디자인
펴낸이 김성현

펴낸곳 소우주출판사
등록 2016년 12월 27일 제563-2016-000092호
주소 경기도 용인시 기흥구 보정로 30
전화 010-2508-1532
이메일 sowoojoopub@naver.com

ISBN 979-11-89895-12-9 03510
값 16,000원